인 사 말

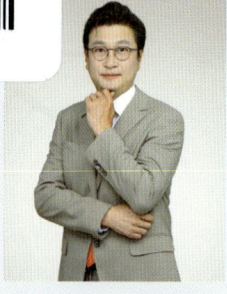

저자 **김 명 철**
1. 중앙대 약대 졸
2. 중앙대 약대 병태생리학 석사, 박사 학위
3. 인터넷 강좌 〈팜클래스〉
   - 약국 약물 강좌 시리즈 강의
4. KPAI 톡톡 일반약 실전 노하우 공동 저자
5. 알기 쉬운 약물 부작용 메커니즘 공동 감수
6. 24시 약사-두통관리 공동 역자

약사는 여러 질병과 그에 해당하는 약물을 다루고 있습니다.

그리고 약국 또는 병원에서 과도한 업무 부담으로 공부할 수 있는 시간이 그리 많지 않습니다.

퇴근하고 집에 돌아오면 심신은 녹초가 되며 환자에게 받은 스트레스로 심신의 안정을 취하는 게 우선이기 때문입니다.

그래서 약사는 충분히 공부할 시간을 갖지 못합니다.

하지만 약대를 졸업하고 그 지식만으로 약국 업무를 하기에는 한계가 있습니다.

약대를 졸업하고 난 후에 새롭게 개발된 약들이 많이 있기 때문입니다.

그래서 도움 되고자 최소한의 내용이라도 특정 질병, 특정 약물에 대해 지난 2020년부터 2024년까지 복약지도 탁상 달력을 제작하면서 총 10만부 이상을 제작하게 되었습니다.

그렇게 제작하고 나서 해가 지나다 보니 달력의 특성상 해가 지난 달력을 보관하기도 어렵고, 어떤 질병이 몇 년도에 있었는지 찾기 어려운 부분들이 있습니다.

그래서 이번에 그 복약지도 달력들을 모아서 〈복약 상담을 위한 다빈도 약국 약물 가이드〉라는 책을 만들게 되었습니다.

31개의 주제로 나누어져 있으며, 각 주제별 제목들을 새롭게 수정하여 일목요연하게 정리하였으며 2020년도에 없었던 일반약을 추가하였고, 달력 한 장에 많은 내용을 넣었던 그 문제점인 글씨가 작은 부분들을 페이지를 늘려서 보기 좋게 만들었습니다.

또한 가로로 스프링 철로 제작하여 펼쳐 보기 좋게 하였으며, 종이를 달력처럼 두껍게 제작하여 오래 보관할 수 있도록 하였습니다.

현재 개국 또는 근무 약사님들께서는 다시 한번 정리하는 소중한 기회가 되시기를 바라며 환자에게 상담 시 유용하게 활용하시면 좋겠습니다.

또한 갓 졸업한 신규 약사님들도 이 책을 보시면 약국 현장에서 큰 도움이 되실 것입니다.

제가 〈약국 약물〉이라 명명한 이유는 약국에서 다루는 약물의 개념은 임상 약학과도 좀 거리가 있다고 여겨지며 약국에서 필요로 하는 고유의 학문이 있어야 한다는 바램과

앞으로 약학대학에서도 〈약국 약물〉이라는 새로운 개념의 과목이 있기를 바라는 마음에서 제 나름대로 지어봤습니다.

이 책은 약국에서 다루는 전문약, 일반약, 건기식 등 핵심적이고 중요한 최소한의 내용을 담고 있습니다.

이 내용 바탕 위에 약사님 스스로 약사님만의 학문의 집을 완성하시길 바랍니다.

이 책을 만드는 데 도움을 주신 조상일 인천시 약사회장님, 이명숙 대표님께 감사함을 전합니다.

감사합니다.

복약 상담을 위한 다빈도 약국 약물 가이드
CONTENTS

1) 간
1-1 간손상 단계 6
1-2 간장약 및 간 건강 자가 진단표 7

2) 고혈압
2-1 고혈압 치료 약물 기전 8
2-2 고혈압 진단 기준 및 특수 적응증에 따른 약제 9

3) 골관절염
3-1 골관절염의 진행 단계 10
3-2 골관절염 병리기전 11
3-3 Aggrecan과 Proteoglycan 의 구조 및 생성기전 12
3-4 관절 건강에 도움되는 주요 성분(건기식) 13
3-5 골관절염 건강기능식품 14

4) 골다공증
4-1 골다공증의 진단 및 주요 약물 효과 비교 15
4-2 골다공증 치료제 종류 16

5) 눈
5-1 방수 생성, 유출의 종류 및 녹내장 병리기전 18
5-2 목표 안압 및 녹내장 치료 약물 기전 19
5-3 눈과 눈물의 구조 및 영양제 20

6) 당뇨
6 1 당뇨 치료 약물 기전 22
6-2 당뇨 진단 기준 및 조절 목표 및 저혈당 23
6-3 인슐린과 세포 내 당섭취 25
6-4 당뇨에 도움되는 건강기능 식품 26

7) 변비
7-1 변비약의 약물 기전 28
7-2 변비 치료제의 종류 및 특징 29

8) 부비동염 및 치료에 도움되는 일반약 30

9) 부종의 정의 및 도움되는 성분 31

10) 비만
10-1 중추와 말초에서의 식욕 조절 성분 32
10-2 비만 치료 약물 기전 33

11) 설사
11-1 소장 및 대장에서 전해질 흡수 기전 및 설사 기전 35
11-2 지사제 기전 36
11-3 설사의 병리기전 37
11-4 지사제 종류 38

12) 수면 장애
12-1 수면 조절 펩타이드 39
12-2 불면증 치료 약물 및 건기식 40

13) 여드름 41

14) 여성 호르몬 및 관련 질환
14-1 여성 생식기 관련 호르몬의 상관 관계 42
14-2 생리주기에 따른 난소의 변화 43
14-3 피임약 원리 및 부작용 대처법 44
14-4 복합 경구용 피임약 (일반약) 복용을 잊었을 때 복용 방법 45
14-5 갱년기 및 갱년기 치료 약물 46
14-6 갱년기 여성의 건강에 도움을 주는 건강기능 식품 47
14-7 무월경에서 주요 검사의 의미 48
14-8 무월경의 진단 방법 49
14-9 다낭성 난소 증후군 치료 50

15) 오메가 3 제형 및 효과 51

16) 비뇨기계
16-1 방광의 구조 및 작용 물질 52
16-2 요실금 종류 및 치료제 53
16-3 전립선 구조 및 전립선 비대증의 특징 54
16-4 전립선 비대증 병태 및 치료약물 55

17) 위, 식도

17-1 위식도역류질환 (GERD) **57**
17-2 벽세포에서의 위산 분비과정 및 PPI와 PCAB의 차이점 **58**
17-3 새롭게 처방되는 위장약인 점액 합성 및 분비 촉진제 **59**

18) 이상지질혈증

18-1 지단백의 구조 및 종류 **60**
18-2 이상지질혈증의 진단 기준 및 해당 약제 **61**
18-3 이상지질혈증의 종류 및 원인 **62**
18-4 이상지질혈증의 치료 약물 기전 **63**

19) 치아의 구조와 치주질환 **65**

20) 정맥질환

20-1 만성 정맥 질환의 종류 **67**
20-2 만성 정맥 질환의 이해 **68**
20-3 만성 정맥 질환이 분류 **69**

21) 철분제

21 1 철분제 흡수 기전 및 제형 **71**
21-2 철분 제제의 종류 및 흡수 과정 **72**

22) 탈모-모발 주기 및 치료 약물 **73**

23) 통증 및 진통제

23-1 통증의 척도 및 통증 유발 물질 **75**
23-2 통증의 전도 및 단계별 진통효과 약물 **76**
23-3 진통제의 분류 **77**
23-4 마약성 진통제의 종류 및 작용 기전 **78**
23-5 아세트아미노펜의 해열 진통기전과 NSAIDs의 부작용 비교 **79**
23-6 Tramadol 진통 기전 및 SSRI제제와의 약물 상호작용 **80**
23-7 마약성 진통제 및 타 진통제의 효과 비교 **81**
23-8 NSAIDs의 COX-1, COX-2 선택성 비교 **82**

24) 항문질환

24-1 항문질환의 종류 및 치핵에 도움되는 약물 **85**
24-2 내치핵의 등급 및 치료 **86**

25) 항산화제

25-1 주요 항산화제의 분류 **87**
25-2 항산화제의 라디칼 제거 원리 **88**
25-3 라디칼 제거를 위한 영양성분 **89**
25-4 항산화제의 임상 응용 **90**

26) 항생제

26-1 주요 항생제 기전 **92**
26-2 주요 항생제 종류 및 작용 기전 **93, 94, 95**

27) 항진균제

27-1 항진균제 작용 기전 **96**
27-2 항진균제의 분류 **97**

28) 헤르페스

28-1 헤르페스 분류 및 복제 기전 **98**
28-2 아시클로버 작용 기전 및 발아시클로버와 팜시클로버의 효능 **99**

29) COVID-19

29-1 COVID-19를 유발하는 SARS-CoV-2의 복제 기전 **100**
29-2 렘데시비르와 몰누피라비르 작용기전 **101**

30) 항혈소판제

30-1 혈소판 응집 기능 및 항혈소판제의 기능 **102**
30-2 항혈소판제 약물의 종류 및 수술 전 복용 중단기간 **103**

31) 항응고제

31-1 응고 기전 및 항응고제의 종류 **104**
31-2 항응고제 중 수술 전 복용 중단기간 **105**

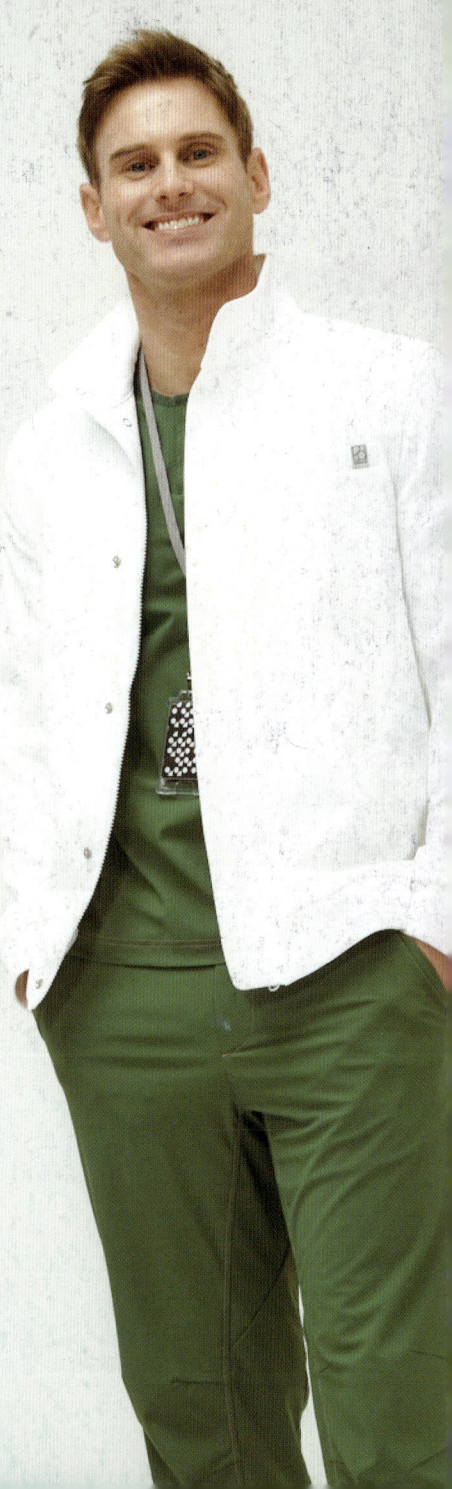
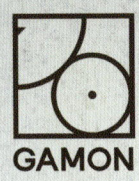

감온메디컬 프리미엄 가운

패션을 입는다

감온 메디컬은 약사들을 위한 전문성을 강조한 메디컬 의류 브랜드로
부드러운 착용감과 뛰어난 촉감을 선사합니다.
저희 가운은 피부에 자극없이 편안하게 입을 수 있으며
활동성을 높이고 자유로운 움직임을 가능하게 합니다.

MEN Size Info
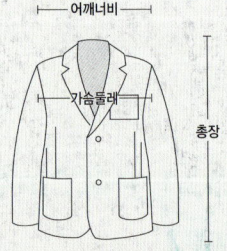

WOMEN Size Info
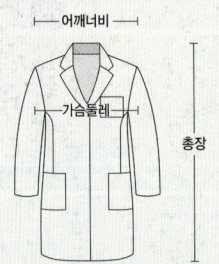

사이즈	어깨너비	가슴둘레	총장	사이즈	어깨너비	가슴둘레	총장
S사이즈	41.5	97	72	S사이즈	40	84	79
M사이즈	43.5	102	74	M사이즈	42	89	81
L사이즈	45.5	107	76	L사이즈	44	94	83
XL사이즈	47.5	112	78	XL사이즈	46	99	85
2XL사이즈	50	117	79	2XL사이즈	48	104	86

N 감온 메디컬을 검색해 보세요!   문의사항 : 010-8870-9637

음주 후 숙취증상을 호소하는 손님, 어떤 제품을 추천해야 할까요?

취어스액 Cheers
삼두해정탕

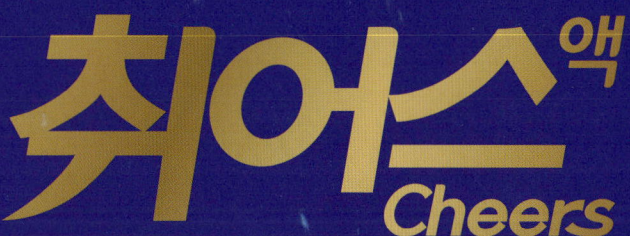

음주로 인한
**구토
갈증
두통**

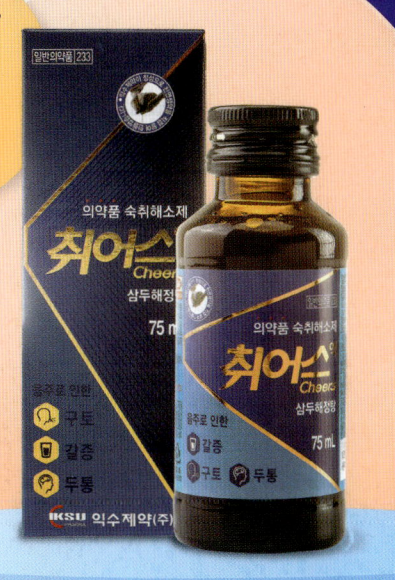

음주로 인한 두통, 구토, 갈증, 속쓰림!
취어스액 하나로 모든 증상을 해결합니다.

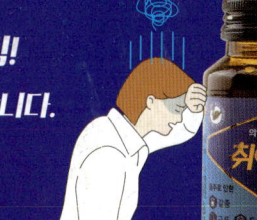

핵심성분의 역할

성분	역할
삼두	흑두, 녹두, 적소두로 이루어진 삼두는 모든 열독(熱毒), 가슴이 답답하고 갈증이 나는 것, 대소변이 잘 나오지 않는 것을 없앱니다.
모과	거풍습약으로서 풍습을 없애고 위기를 조화시키며 경련을 제거합니다.
반하	위장관의 습담제거로 오심·구토를 억제합니다.
갈근	땀이 잘 나지 않고 가슴이 답답하며 갈증이 나는 증상을 완화합니다.
신곡	소식화위(消食和胃) 하여 배가 더부룩해 음식을 잘 먹지 못하여 뱃속에서 소리가 나고 설사하는 증상을 완화합니다.
택사	이뇨작용이 있으며 습을 제거하는 효능이 있습니다.
복령	몸 속에 노폐물을 체외로 배출시켜 부종을 개선하는 데에 도움을 줍니다.
창출	건위작용을 하여 위장 안에 습기가 과다하게 쌓여서 일어나는 소화장애와 위장기능허약증상을 완화합니다.

복약상담 TIP

CASE 1 음주 전/후 위장약 및 간장약을 찾으시는 손님에게 함께 판매
CASE 2 음주 후 두통 증상이 심할 때
CASE 3 음주 후 갈증, 구토 증상이 심할 때

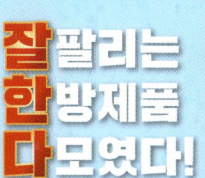  

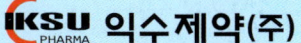 익수제약(주)

1-1 간손상 단계

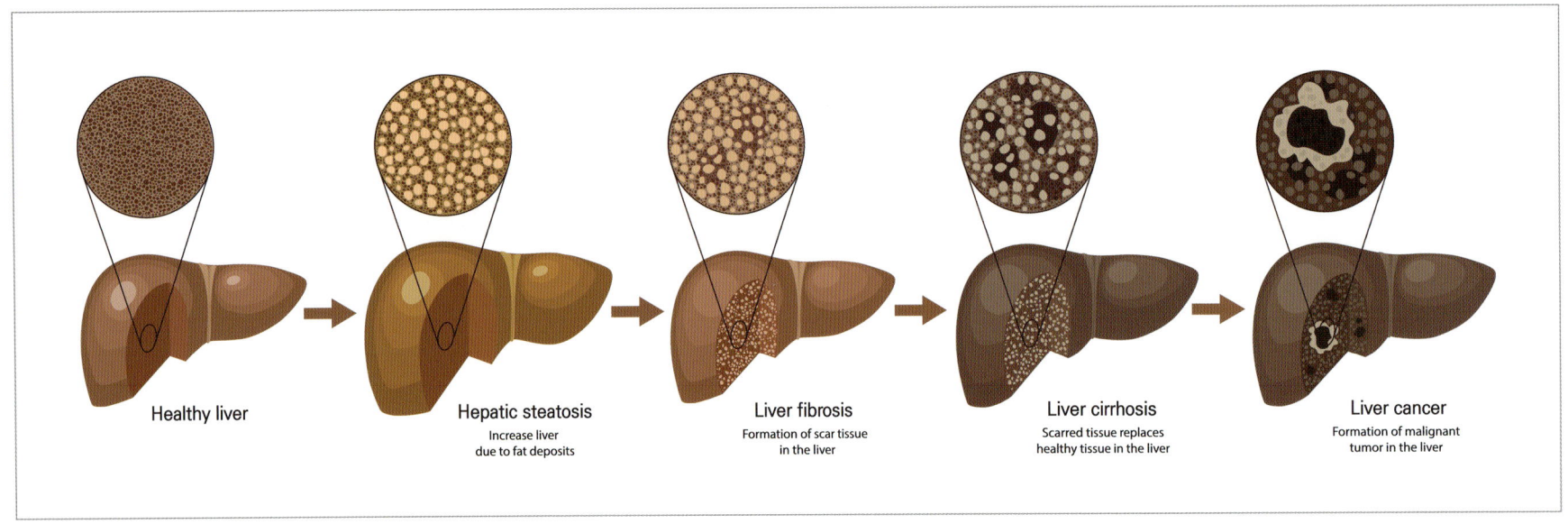

❶ **Hepatic steatosis** : 간 지방증을 말하며 지방의 참착으로 발생, 회복 가능.
　　　　　　　　　비알콜성 지방간은 인슐린 저항성에 의해 발생할 가능성이 높기 때문에 저탄수화물 식사가 중요하며 특히 토코페롤은
　　　　　　　　　지방간염으로 진행되는 것을 막는데 도움이 되고(남자는 주의), 오로토산 카르니틴, 오메가 3 지방산, 베타인이 도움.

❷ **Liver fibrosis** : 간 섬유화 증상이며, 회복 가능하지만 반흔(Scar)이 남음.

❸ **Liver cirrhosis** : 간경화를 말하며 정상의 간 조직이 섬유화가 되고 반흔조직으로 대체되어 딱딱해지는 현상으로 점차 간 기능이 소실됨.

❹ **Liver cancer** : 조직학적형태로 암종(Carcinoma)으로는 간세포암, 담도암 순이며 육종(Sarcoma)으로는 혈관육종이 가장 많이 발생.
　　　　　　　　암의 진행 정도, 간의 기능 정도, 전신 상태(수행 능력)등을 종합적으로 고려하여 치료 방침을 정함.

1-2 간장약 및 간 건강 자가 진단표

STRUCTURE OF LIVER LOBULE

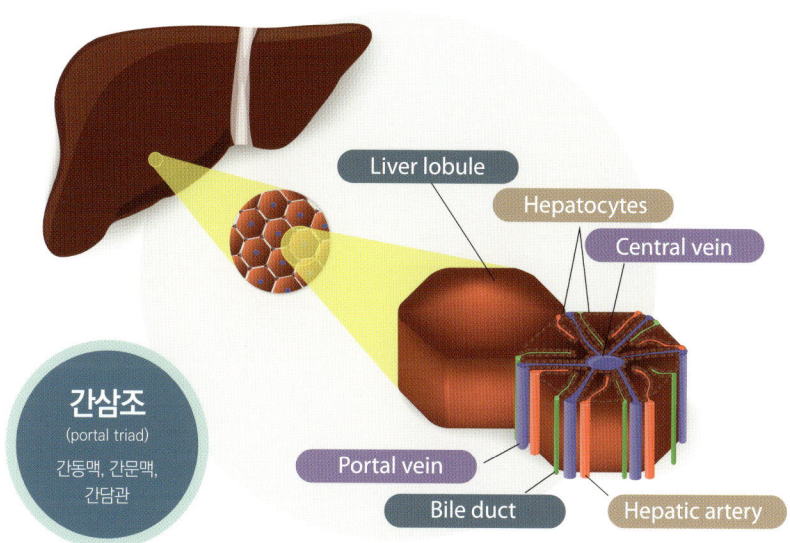

간삼조 (portal triad)
간동맥, 간문맥, 간담관

Liver lobule
Hepatocytes
Central vein
Portal vein
Bile duct
Hepatic artery

간 건강 자가 진단표(자료 대한 간학회)

3가지 이상 해당되면 간상태가 비정상이거나 간염 초기 증상일 수 있음

1. 아침에 일어나기 힘들고 극심한 피로나 권태감이 느껴진다.
2. 갑자기 술이 약해지고 술 깨는데 걸리는 시간이 길어진다.
3. 우측 상복부가 답답하거나 통증, 불쾌감이 있다.
4. 여성의 경우 생리불순이 나타나고, 남성의 경우 성기능 장애나 여성형 유방증이 생긴다.
5. 배에 복수가 차고 붓거나 또는 가스가 차거나 방귀가 자주 나온다.
6. 몸에 경련이 일어난다.
7. 피부가 가렵다.
8. 대변이 흰색이고 소변 색이 진한 갈색을 띤다.
9. 손톱이 하얗게 변하고 세로 줄무늬가 생긴다.(Terry's nail)
10. 손바닥, 팔, 가슴 등에 붉은 반점이 나타난다.

---

1. 실리마린(밀크티슬)
간세포 재생, 간세포 염증 저하, 항산화 및 항섬유화 작용, 간세포 보호.

2. Arginine
말초 혈관 확장, ammonia 중화, 면역체계 강화, 지방간 억제.

3. Cystine
간효소 활성화로 해독력 증가, 에너지 증가, 전신권태 감소, 간 기능 개선, 기미, 주근깨 감소, 손발톱과 머리카락의 주성분인 케라틴의 원료가 됨.

4. UDCA
UDCA는 친수성 담즙산으로서 UDCA의 공급은 독성이 강한 소수성 담즙산의 비율을 낮추어 간세포를 보호함. 용량에 따라 콜레스테롤 담석, 원발 쓸개관 간경화(Primary Biliary Cirrhosis: PBC)의 간기능 개선에 사용.

5. 알코올로 고갈되는 성분
Vit A, Vit B1, Vit B3, Vit B5, Vit B6, Vit B9, Vit B12, Vit C, Zn.

2-1 고혈압 치료 약물 기전

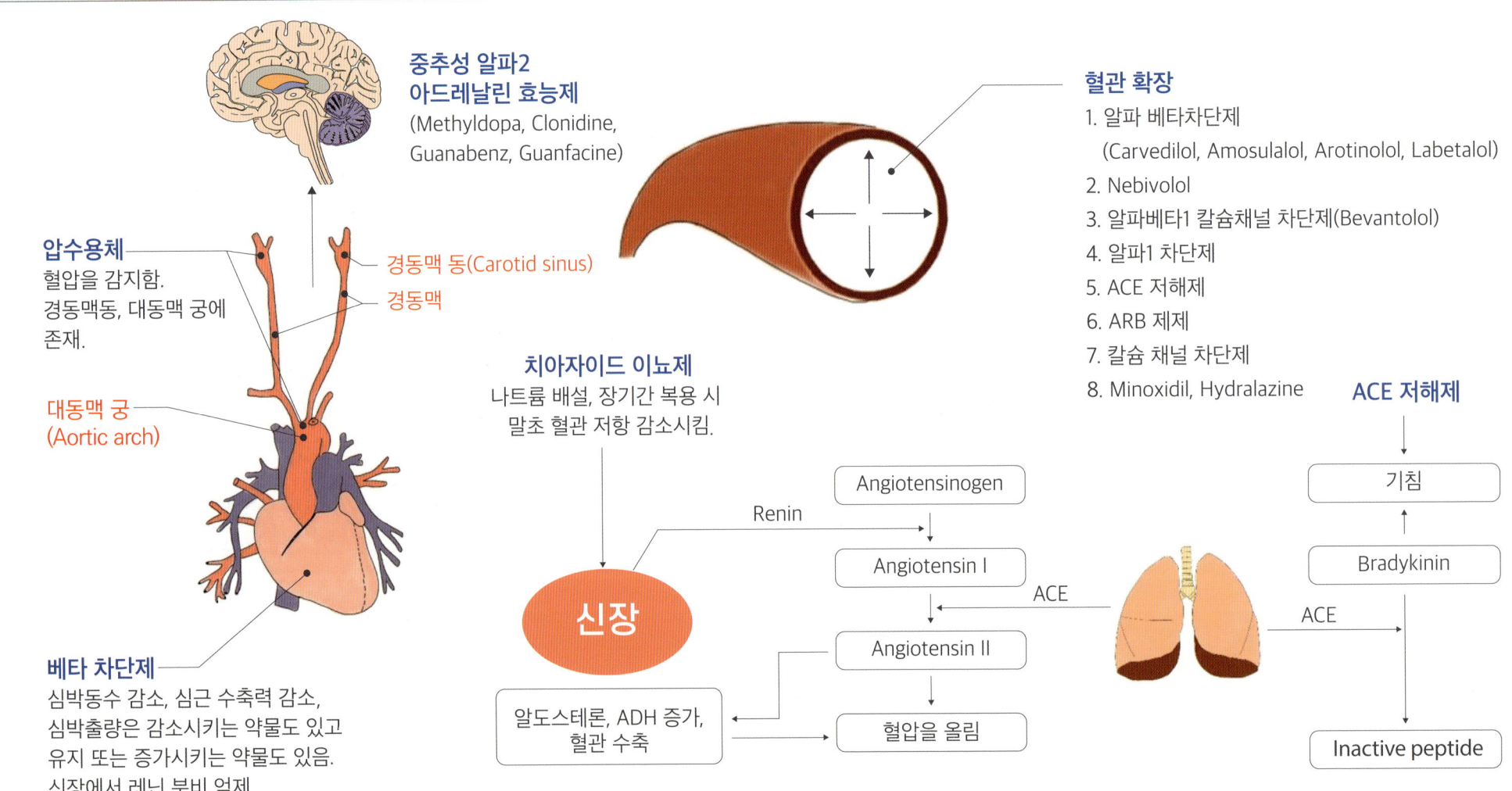

이뇨제는 사용 초기에는 콩팥세뇨관에서 나트륨 흡수를 감소시켜 혈압을 낮추지만 장기적으로 사용하면 말초혈관 저항을 감소시켜 강압효과가 나타난다.
루프 이뇨제(Furosemide, Torasemide)는 울혈성 심부전 혹은 사구체 여과율이 30mL/min/1.73m^2 미만으로 저하된 경우에 사용
Spironolactone은 혈압이 조절되지 않은 고혈압 환자에서 소량(25~50mg) 사용할 수 있음.

2-2 고혈압 진단 기준 및 특수 적응증에 따른 약제

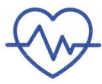

혈압 분류	수축기 혈압		이완기 혈압
정상 혈압	< 120	그리고	< 80
고혈압 전단계	1기 : 120~129	또는	80~84
	2기 : 130~139	또는	85~89
고혈압	1기 : 140~159	또는	90~99
	2기 : ≥160	또는	≥ 100
수축기 단독 고혈압	≥ 140	그리고	< 90
기립성 저혈압	일어선 후 3분 이내 측정한 혈압이 앉은 상태의 혈압에 비해 수축기 혈압이 20mmHg 또는 이완기 혈압이 10mmHg 이상 감소.		
백의 고혈압	진료실 혈압이 140/90 mmHg 이상이면서 가정 혈압 또는 평균 주간 활동 혈압이 135/85 mmHg 미만인 경우.		
가면 고혈압	진료실 혈압이 140/90 mmHg 미만이지만 가정 혈압 또는 평균 주간 활동 혈압이 135/85 mmHg 이상인 경우.		

양 팔 간의 수축기 혈압의 차이가 20mmHg 혹은 이완기 혈압의 차이가 10 mmHg 이상이면 낮은 쪽 팔 부위에 대동맥 축착증과 상지 동맥 질환의 가능성을 확인 해야함.

1. 임신 중 만성 고혈압 : 임신 이전에 고혈압이었던 사람.
2. 임신성 고혈압 : 임신 20주 후 고혈압 발생하며 단백뇨가 없다.
3. 전자간증 : 임신성 고혈압 + 단백뇨 300mg이상 있는 사람.(예전에 임신 중독증이라 하였음.)
4. 만성 고혈압과 전자간증의 중첩 : 임신 이전에 고혈압인 사람이 단백뇨가 300mg 이상.

특수 적응증에 따라 고려되는 약제

1. 단백뇨, 신기능장애 : ARB, ACE 저해제
2. 무증상 죽상동맥경화증 : 칼슘 채널 차단제, ACE 저해제
3. 심실비대 : 칼슘 채널 차단제, ARB, ACE 저해제
4. 심근경색 후 : 베타 차단제, ACE 저해제, 알도스테론 차단제 (Spironolactone), 일부 보고에서는 ARB 도 가능
5. 협심증 : 베타 차단제, 칼슘 채널 차단제
6. 심부전증 : 일부 베타차단제(Carvedilol, Metoprolol succinate, Bisoprolol, Nebivolol), ACE 저해제, ARB, 이뇨제, 알도스테론 차단제(Spironolactone)
7. 대동맥류 : 베타 차단제
8. 말초 혈관 질환 : ACE 저해제, 칼슘 채널 차단제
9. 수축기 단독 고혈압 : 이뇨제, 칼슘 채널 차단제의 사용을 우선함. 기타 ARB, ACE 저해제
10. 대사 증후군 : ACE 저해제, ARB, 칼슘 채널 차단제
11. 당뇨병 : ACE 저해제, ARB
12. 임신 : 라베타롤, 니페디핀, 펠로디핀, 암로디핀을 임상적으로 사용함.
13. 심방성 빈맥 및 세동 : 베타차단제, Non DHP 칼슘채널 차단제
14. Raynaud's 증후군 : 칼슘 채널 차단제

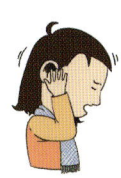
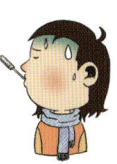
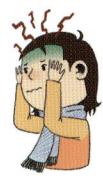
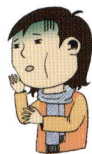

3-1 골관절염의 진행 단계

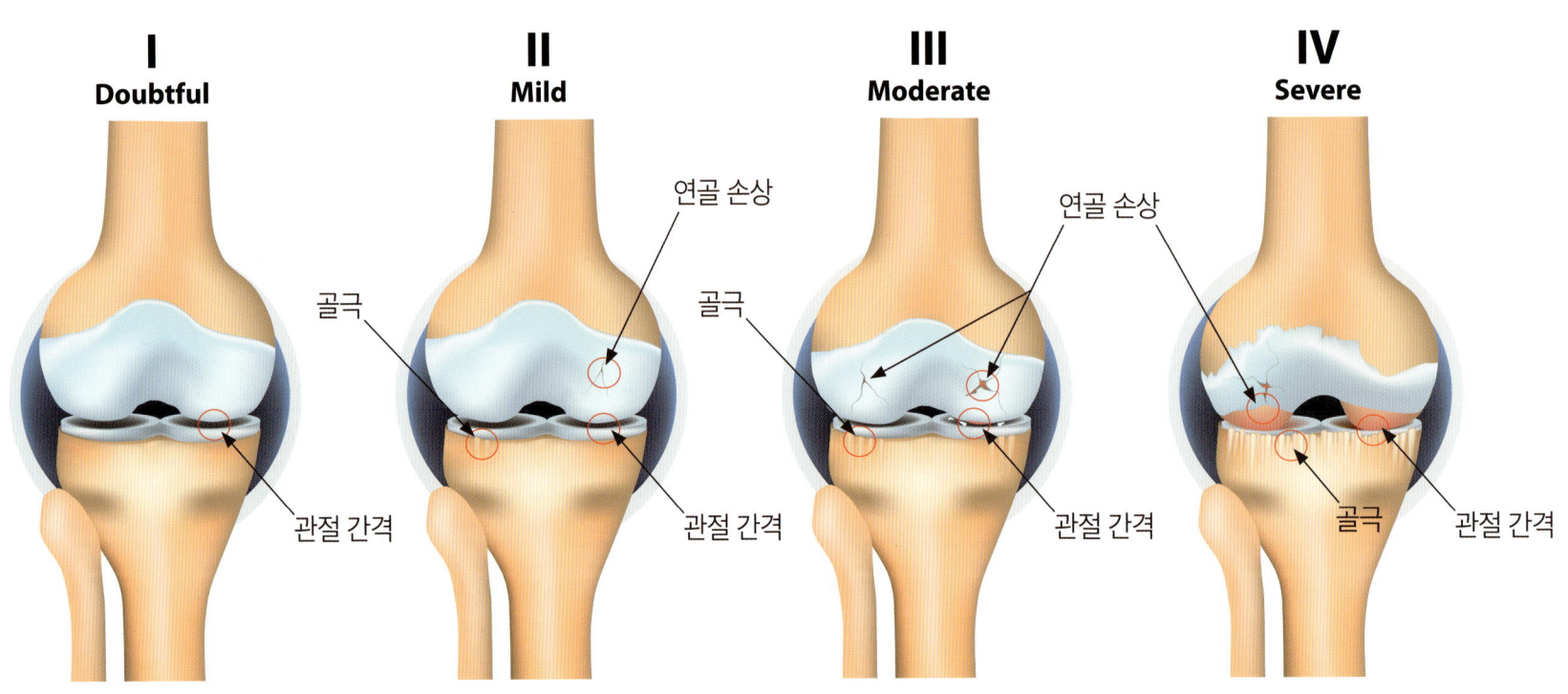

3-2 골관절염 병리기전

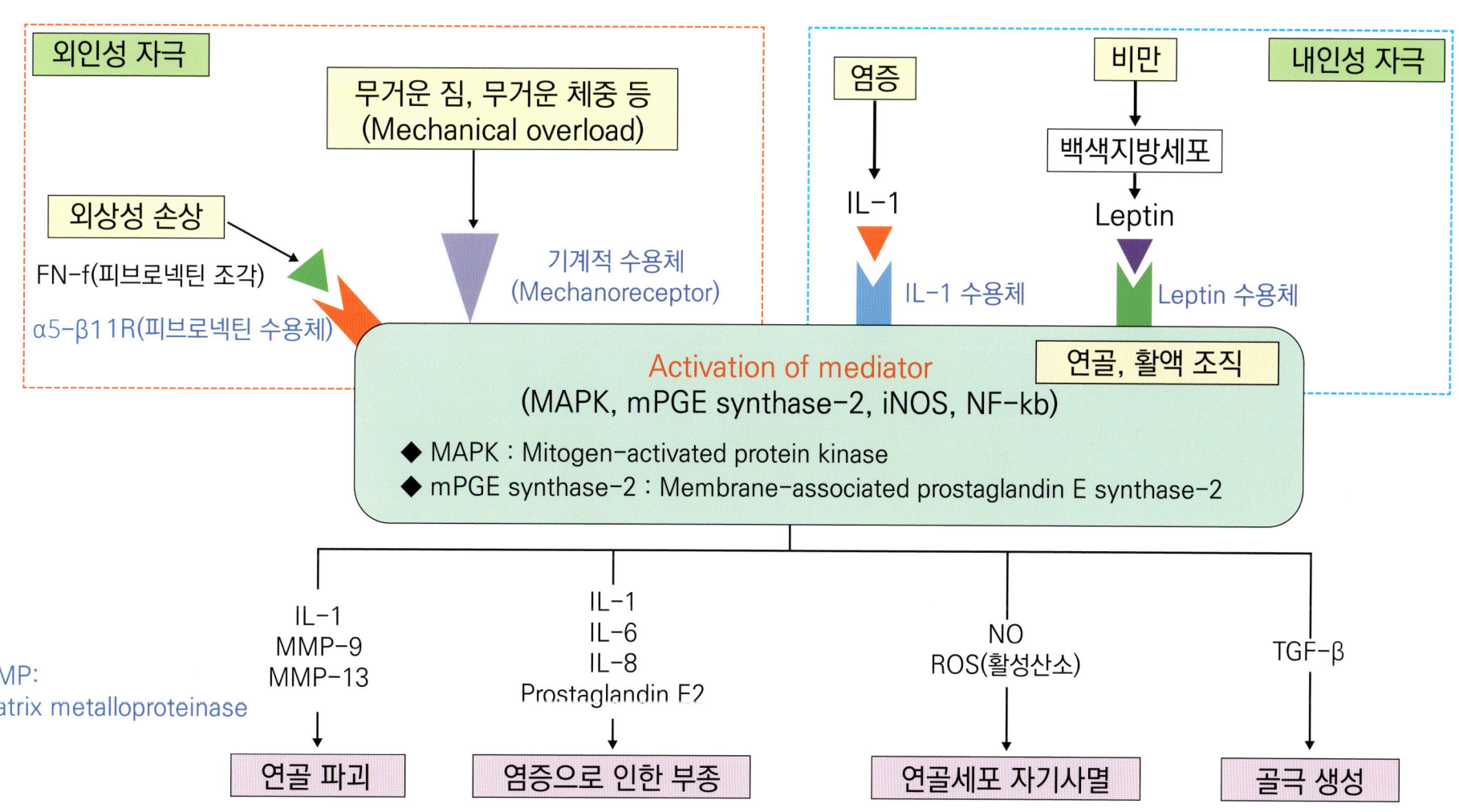

3-3 Aggrecan과 Proteoglycan 의 구조 및 생성기전

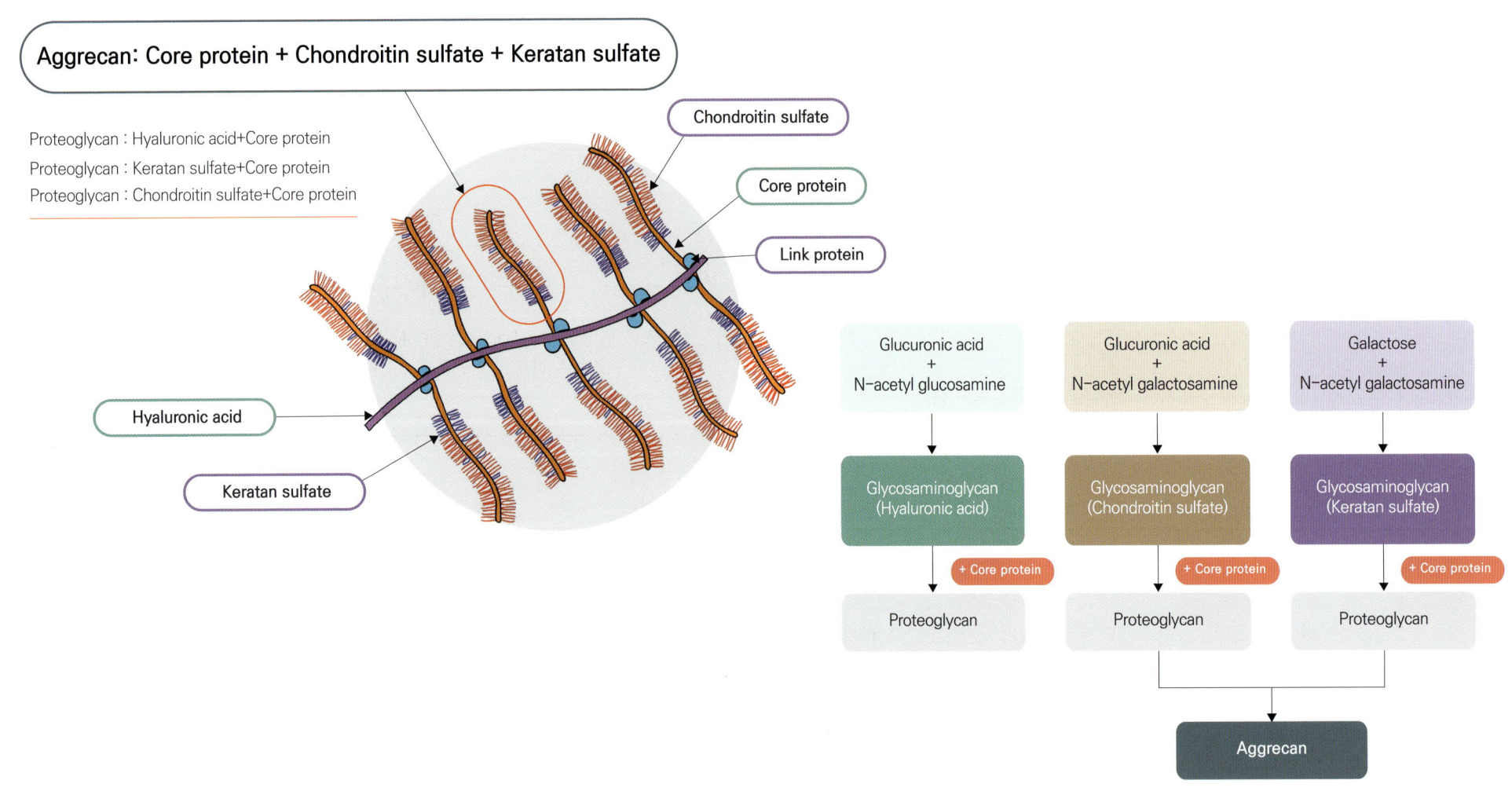

3-4 관절 건강에 도움되는 주요 성분(건기식)

1. Glucosamine Salts

Aggrecan과 Type II collagen, Hyaluronic acid 생성에 도움. 장기 복용 시 통증 완화 및 골관절염 진행을 감소시키는데 도움.

2. Chondroitin Sulfate

통증과 염증을 개선하고 Structure-modifying drug in OA (SMOAD)로도 작용. 활막세포에서 Hyaluronic acid의 생성을 유도하고, Type II collagen과 프로테오글라이칸의 합성을 증가시킴.

3. Omega-3

대사체인 Resolvin E1에 의해 NF-κb 경로를 억제하는 항염증 작용과 콜라겐 합성에 기여. IL-1으로 유도되는 Aggrecanase 및 Collagenase 작용을 감소시켜 퇴행성 관절염에 도움을 줌.

4. 초록입 홍합 추출 오일

Serine protease inhibitor 작용, 5-lipoxygenase와 COX를 억제하는 항염증 작용, Glycosaminoglacan 합성에 도움.

5. MSM(Methylsulfonylmethane)

NF-κb 경로를 억제하여 항염 작용, Superoxide radical ($O_2^{\bullet-}$)를 억제, 글루타치온 환원시키는 항산화 작용, 운동 후 근육통에도 도움.

6. 보스웰리아 추출물

NF-κb 경로를 억제하여 항염 작용, 주성분인 Boswellic acids에 의해 5-lipoxygenase (LOX)억제, COX-2 억제로 결과적으로 PGE2 억제.

3-5 골관절염 건강기능식품

관절건강에 도움되는 주요 성분

원료명	인정등급	기능(지표)성분	일일섭취량
초록입 홍합 추출오일	• 생리활성 기능 2등급	EPA, DHA, DPA, α-Linolenic acid	• 초록입 홍합 추출오일복합물로서 620mg • 리프리놀-초록입 홍합 추출오일로서 200mg/일
황금 추출물 등 복합물	• 생리활성 기능 3등급 • 생리활성 기능 2등급	❶ Baicalin ❷ Catechin	• 황금추출물 등 복합물로서 550~1,100mg/일(3등급) • 황금추출물 등 복합물로서 1,100mg/일(2등급)
Dimethylsulfone(MSM)	• 생리활성 기능 3등급 • 생리활성 기능 2등급	엠에스엠(MSM)	• Dimethylsulfone으로서 1.5g/일(3등급) • Dimethylsulfone으로서 1.5~2.0g/일(2등급)
N-아세틸 글루코사민 (고시된 원료로 전환)	• 생리 활성 기능 2등급	N-acetyl glucosamin	• N-아세틸 글루코사민으로서 0.5~1.0g/일
로즈힙 분말	• 생리활성 기능 2등급	❶ Galactolipid ❷ Hyperoside	• 로즈힙 분말로서 5g/일
차조기 등 복합추출물	• 생리활성 기능 2등급	❶ Puerarin ❷ Scopoletin ❸ Apigenin	• 차조기 등 복합추출물로서 2.4g/일
강황 추출물	• 생리활성 기능 2등급	ρ-Coumaric acid	• 강황 추출물로서 1g/일
보스웰리아 추출물	• 생리활성기능 2등급	3-Acetyl-11-keto-β-boswellic acid (AKBBA)와 11-keto-β-boswellic acid (KBA)의 합	• 보스웰리아 추출물로서 1,000mg/일
전칠삼 추출물 등 복합물	• 생리활성기능 2등급	❶ Ginsenoside Rb1 ❷ Stachyose ❸ Eleutheroside E	• 전칠삼 추출물 등 복합물로서 800mg/일
참당귀 추출분말	• 생리활성기능 2등급	Decursin	• 참당귀 추출분말(Nutragen)로서 800mg
까마귀쪽나무 열매 주정 추출물	• 생리활성기능 2등급	Hamabiwalactone B	• 까마귀쪽나무 열매 주정 추출물로서 200mg/일
호프 추출물	• 생리활성기능 2등급	Alpha acids, Iso-alpha acids의 합	• 호프 추출물로서 1~2g/일
비즈왁스 알코올	• 생리활성기능 2등급	❶ 1-tetracosanol(C24) ❷ 1-hexacosanol(C26) ❸ 1-octacosanol(C28) ❹ 1-triacotanol(C30) ❺ 1-dotriacotanol(C32) ❻ 1-tetratriacotanol(C34)	• 비즈왁스 알코올로서 50~100mg/일

4-1 골다공증의 진단 및 주요 약물 효과 비교

T score를 통한 골다공증 기준 수치
1. -1 이상 : 정상
2. -2.5 < T-score < -1 : 골감소증
3. -2.5 이하 : 골다공증

65세 이상 T score가 -2.5 이하, 골다공증성 골절이 2개 이상 발생한 경우를 (진행된 중증 골다공증)으로 정의하여 골형성 촉진제 또는 좀 더 효과적인 골흡수 억제제를 권장.

주요 약물의 골절 위험 감소 효과 비교

약물	척추 골절 (Vertebral fracture)	비 척추 골절 (Non vertebral fracture)	Hip 골절 (Hip fracture)
Alendronate	○	○	○
Ibandronate	○	No effect demonstrated	No effect demonstrated
Risedronate	○	○	○
Zoledronate	○	○	○
Denosumab	○	○	○
Raloxifene	○	No effect demonstrated	No effect demonstrated
Teriparatide	○	○	No effect demonstrated
Calcitonin	○	No effect demonstrated	No effect demonstrated

4-2 골다공증 치료제 종류

골 형성 촉진(조골세포 활성화)		골 파괴 억제(파골세포 억제)=골 흡수 억제	
부갑상선 호르몬 제제	Teriparatide	Bisphosphonate	Alendronate Etidronate Ibandronate Palimidronate Risedronate Tiludronate Zoledronate
비타민 D	Alfacalcidol, Calcitriol	RANKL 억제제	Denosumab
		선택적 에스트로겐 수용체 조절제(SERM)	Bazedoxifene Raloxifene
		칼시토닌 제제	Elcatonin Salcatonin

골 형성 촉진 및 골 파괴 억제

1. Romosozumab :
Sclerostin 억제제로 작용, Sclerostin은 조골세포의 작용을 억제하여 골형성을 저하시키고, 파골세포의 작용을 촉진함.

2. Strontium Ranelate :
파골 전구세포로부터 파골 세포로의 분화를 억제하고 스트론튬 이온이 수산화인회석 결정에 침착함. 또한, 조골세포로의 분화를 촉진.

기타 : Ossopan substance

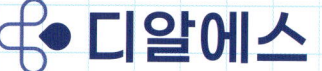
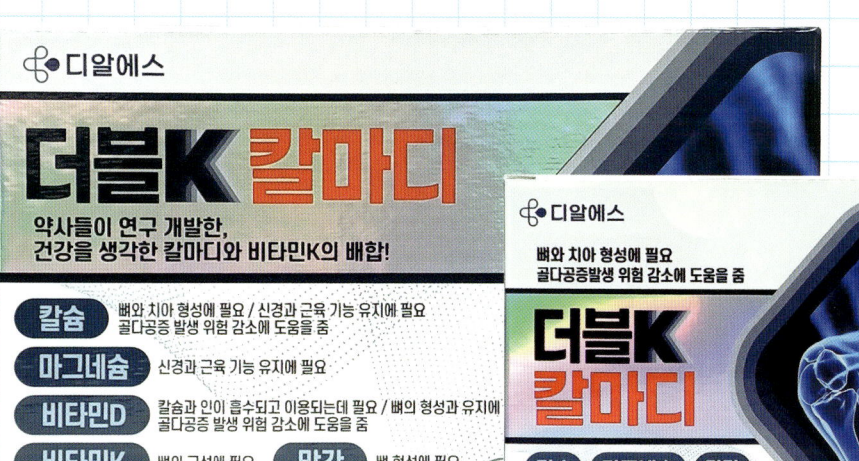
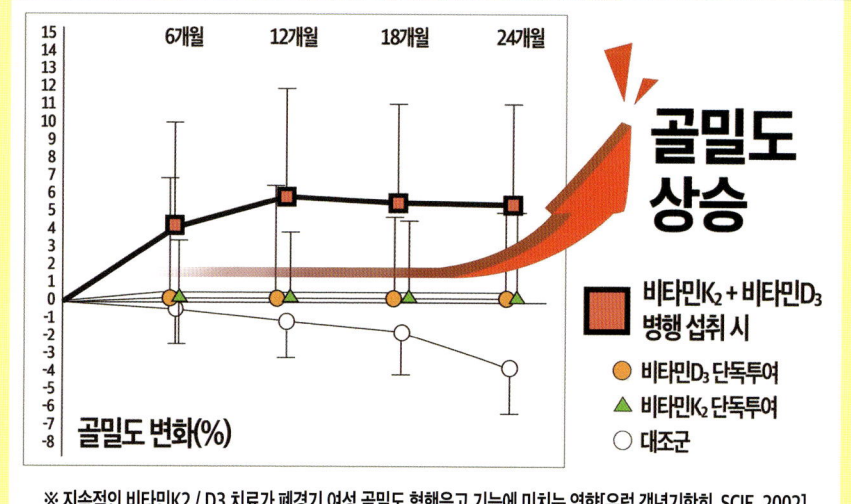
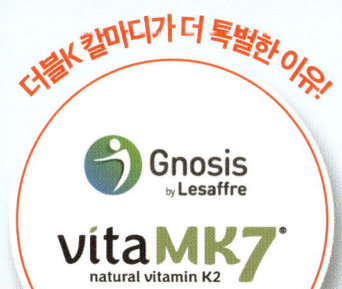
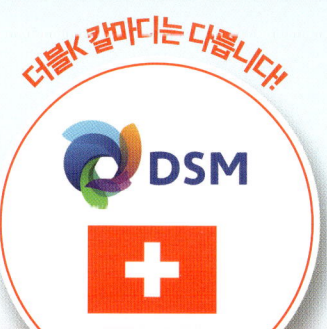
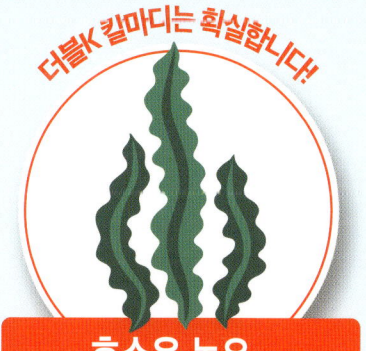

5-1 방수 생성, 유출의 종류 및 녹내장 병리기전

정상   녹내장

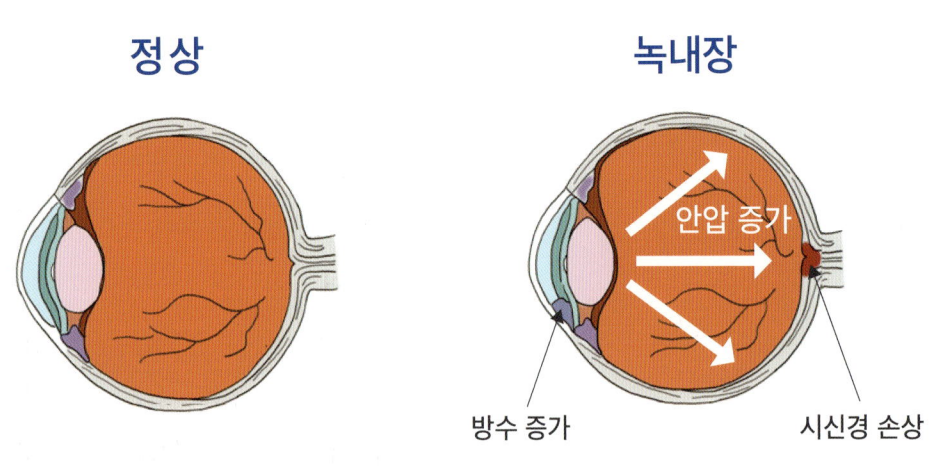

정상 안압일 경우에도 녹내장 발생할 수 있음.

방수 생성 및 방수 유출의 방법

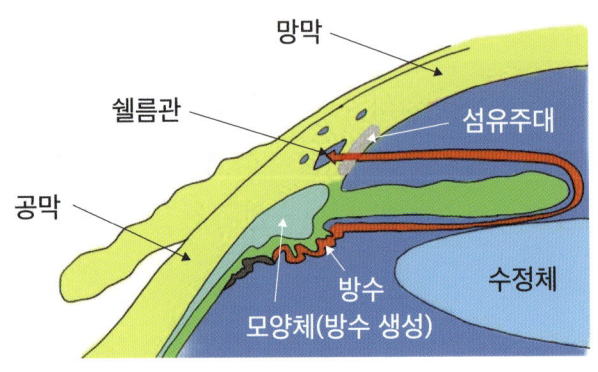

섬유주대 유출 : 80-90%

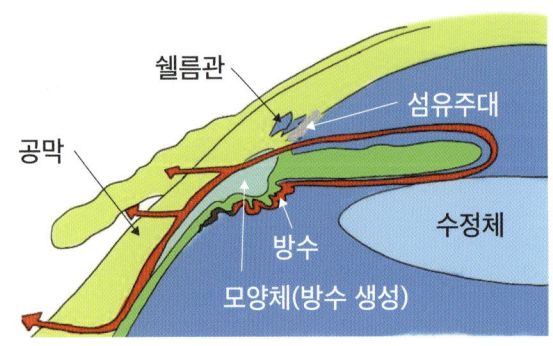

포도막-공막 유출 : 10%-20%

1. 녹내장에서 시력을 잃는 이유는 신경 축삭의 손상으로 망막 신경절 세포가 소실 되기 때문.

2. 방수는 모양체에서 만들고, 방수의 유출은 섬유주대 유출, 포도막 - 공막 유출 두 가지가 있다.

5-2 목표 안압 및 녹내장 치료 약물 기전

녹내장 치료 약물 기전

1. 프로스타글란딘 유사체 → **〈포도막-공막〉으로 방수 유출 증가**
   Latanoprost, Travoprost, Bimaprost, Unoprostone

2. 베타차단제 → **방수 생성 억제**
   - 비선택성 : Timolol, Carteolol, Levobunolol, Metipranolol
   - 베타1 선택성 : Betaxolol

3. Carbonoic anhydrase inhibitor → **방수 생성 억제**
   - 경구용 : Acetazolamide, Methazolamide
   - 국소용 : Brinzolamide, Dorzolamide

4. 알파2 효능제 → **방수 생성 억제 및 〈포도막-공막〉으로 방수 유출 증가**
   Apraclonidine, Brimonidine

5. 부교감신경 흥분제 → **〈섬유주대〉로 방수 유출 증가**
   Pilocarpine, Carbachol

목표 안압

시신경의 손상 정도를 파악하고 시신경의 손상이 심한 말기 녹내장일수록 초기 녹내장에 비해 목표 안압을 낮게 설정.
보통 목표 안압을 13~15mmHg로 한다.
정상인의 안압은 15~20mmHg이다.
시신경 손상이 가벼운 경우는 목표 안압을 15~20% 감소시킨다.

녹내장 신약

1. Latanoprostene bunod(Vyzulta®)
   → 방수 유출에 있어 포도막-공막 유출, 섬유주대 유출을 하는 이중 작용.

   ● **작용기전**
   Latanoprost acid와 Butandiol mononitrate로 대사되는데,
   Latanoprost acid는 주로 포도막-공막으로 방수의 유출을
   증가시키고, Butandiol mononitrate는 NO를 방출하여 섬유주대로
   방수 유출을 증가시킴.

2. Netarsudil(Rhopressa®)
   Rho-associated protein kinase inhibitor(ROCK)/Norepinephrine transporter (NET) inhibitor

   ● **작용기전**
   ROCK 억제작용으로 섬유주대를 이완하여 방수 유출을 증가시키고,
   Norepinephrine 수송체(NET)를 억제하여 방수 생성을 감소시킴.
   (스테로이드 유발 녹내장에 대한 유망한 치료 옵션이 될 수 있다고 전망함.)

5-3 눈과 눈물의 구조 및 영양제

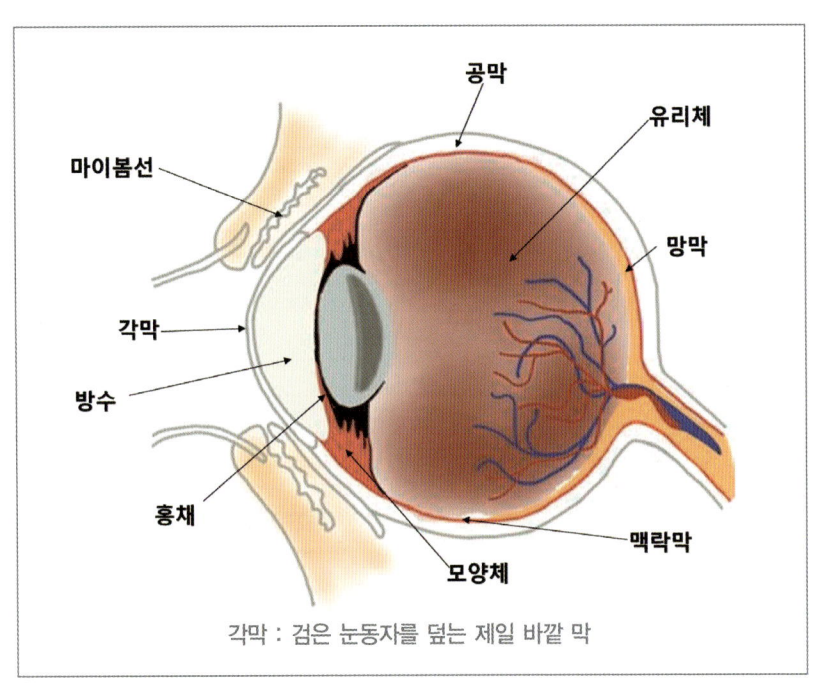

각막 : 검은 눈동자를 덮는 제일 바깥 막

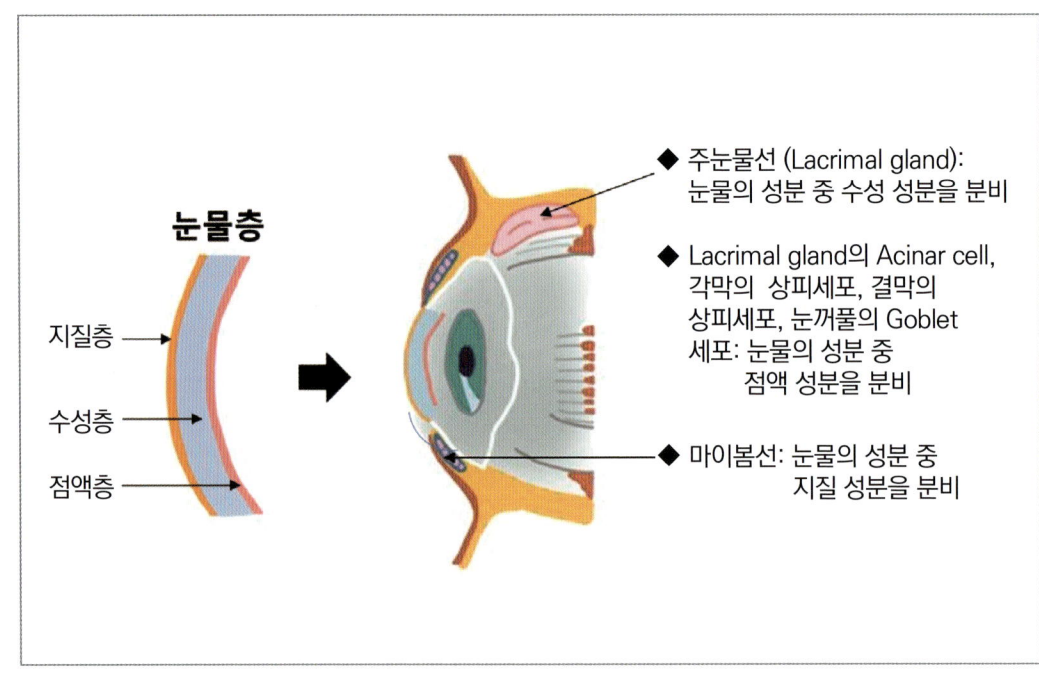

- **안구의 제일 바깥 막** : 각막, 공막
- **중간 막** : 〈포도막〉 이라고도 하며, 홍채, 모양체, 맥락막
- **안쪽 막** : 망막
- **Lutein, Zeaxanthin, Meso-zeaxanthin : 황반 카로티노이드**라 하며 황반에서는 청색광을 흡수하고, 망막의 RPE cell(망막색소상피세포)에서는 산화스트레스를 감소시켜 정상 및 비정상 망막 모두에서 시력향상에 도움되고, 백내장에 도움.
- **안토시아닌** : 결막, 망막의 혈관 보호 효과, 특히 출혈을 예방, 로돕신 재생성 효과. 빌베리 추출물은 눈 피로 개선으로 허가됨.
- **헤마토코쿠스 추출물** : 아스타잔틴이 지표 물질이고 망막의 혈류를 개선, NF-kB signaling pathway를 억제하여 항염 작용, 눈 피로 개선으로 허가됨.
- **사유 제제** : 지용성 비타민과 EPA 성분이 풍부하며 눈의 피로, 안구건조증에 탁월한 효과를 지니며 시신경을 보호하는 작용.
- **Cod liver oil(대구 간유)** : 오메가 3 지방산이 있으며 이 중에서 DHA가 염증 제거 및 눈물 성분 중 지질층의 원료가 되고 Vit A와 D의 함량이 높아 눈 염증 및 눈물 불안정을 개선함.

환자 건강관리부터 청구 자동화까지
당뇨 소모성 재료 관리 서비스

판매하는 약국이 아닌, **관리하는 약국**으로 패러다임을 바꾸세요.

서울 신촌의 이근호 약사와 경기 안산의 임명재 약사의 노하우를 담아 쉽고 편하게 당뇨 소모성 재료를 관리할 수 있습니다.

약사용 환자지키미
(pharm.hdmedi.kr)

환자용 아이약 (iOS, AOS)

✓ 서비스 특징

1. **자동 계산** : 1회 구매한도 내 자동계산으로 환자와 약사 모두 최적의 거래할 수 있게 합니다.
2. **자동 문서 처리** : 위임장, 거래명세서, 세금계산서 자동완성됩니다.
3. **요양기관정보마당 청구 자동화**
4. **환자 유지 및 유입** : 값싼 인터넷 쇼핑몰이 아닌 약국에서 재료를 구매할 이유를 제공합니다.
5. **환자 인식 개선** : 약을 판매하는 곳에서 건깅을 관리하는 곳으로 인식을 개선합니다.

➕ 환자 혜택

1. 약국에서 재료를 구매한 환자에게 자가혈당기록과 상담 서비스를 제공합니다.
2. 환자가 앱으로 자가혈당을 기록하고 약사에게 상담을 받아 건강개선할 수 있습니다.

환자지키미로
재료관리부터 **환자관리**까지
시작해 보세요!

pharm.hdmedi.kr

담당자 : 이정의 대표
문의 : 02-6080-2216

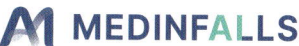

6-1 당뇨 치료 약물 기전

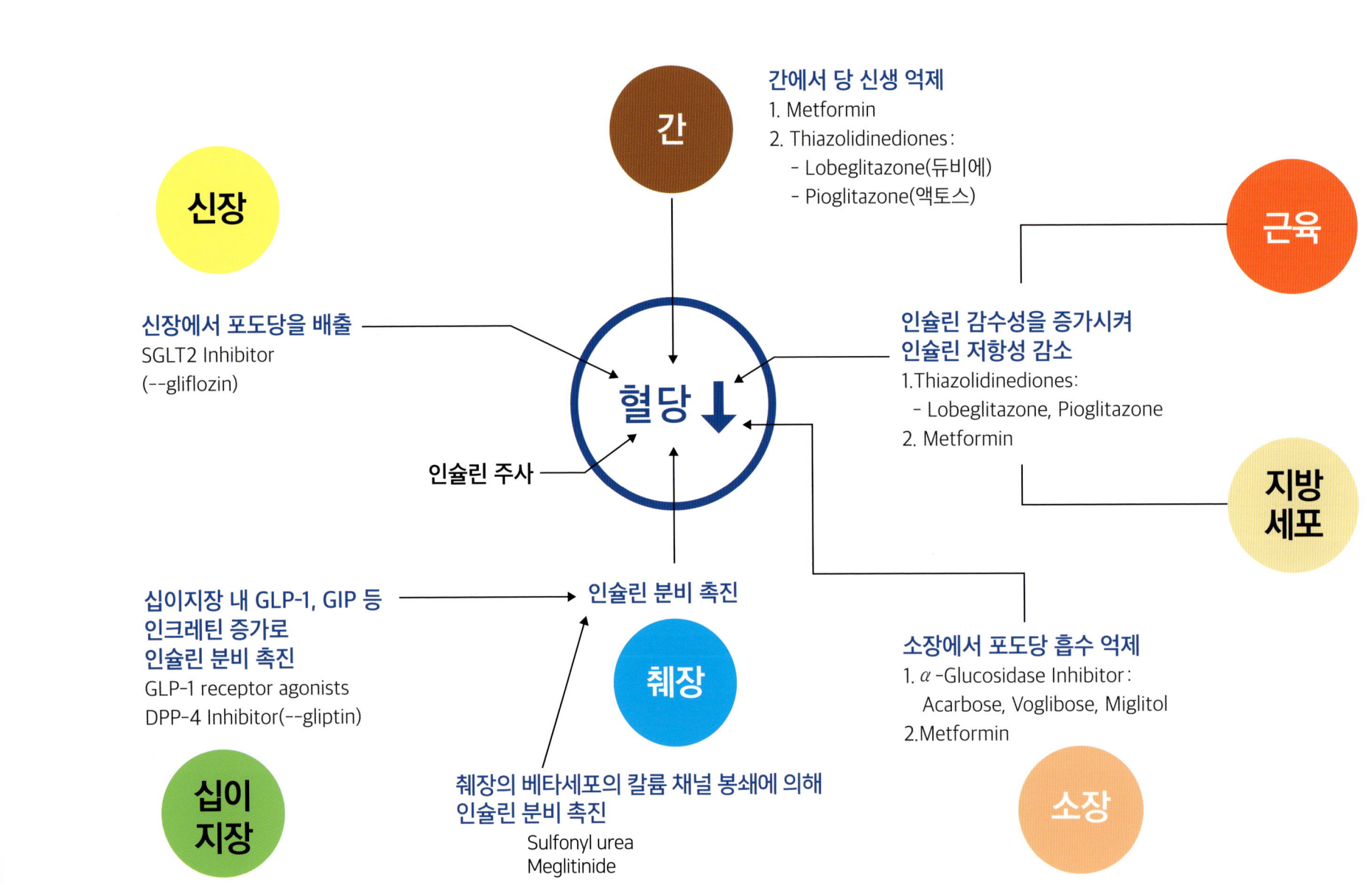

6-2 당뇨 진단 기준 및 조절 목표 및 저혈당

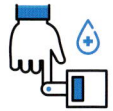

구 분	정상 수치	조절 목표
공복 혈당	70~99 mg/dL	80~130 mg/dL
식후 2시간 혈당	90~139 mg/dL	< 180 mg/dL
당화 혈색소	5.7% 미만	6.5% 미만

당뇨의 전(前)단계

내당능 장애

경구 당부하 검사(OGTT)에서 2시간 후 혈당 140~199mg/dL

인슐린 저항성 발생 또는 인슐린을 분비하는 췌장의 β-세포 문제로 포도당에 내성이 생겨 인슐린이 제 기능을 하지 못하는 상태를 뜻한다.

공복 혈당 장애

8시간 금식 후 채혈한 포도당 농도가 100~125 mg/dL

인슐린의 분비 부족 또는 간의 인슐린에 대한 감수성 저하로 발생됨. 밤 사이 금식 상태에서 혈당이 떨어질 때, 보상 반응으로 간에서 지나치게 당을 많이 만들어냈다는 뜻으로 간에서 포도당 대사 조절능력이 약화되었다는 뜻임.

임신성 당뇨 진단법 (임신 24~28주에 실시)

1단계 접근법

공복 시 : ≥ 92mg/dL
75g 경구 당부하 검사 후 혈장 혈당
- 1시간 후 : ≥ 180mg/dL
- 2시간 후 : ≥ 153mg/dL
  1가지 이상 만족 시 임신성 당뇨

2단계 접근법

50g 당부하 1시간 후 혈당 140mg/dL이상 일 때 확진 판정을 위해 100g 경구 당부하 검사 실시
(고위험 산모의 경우, 130mg/dL일 때 100g 경구 당부하 검사 실시)
100g 경구 당부하 검사 후 혈장 혈당
- 공복 시 : ≥ 95 mg/dL
- 1시간 후 : ≥ 180 mg/dL
- 2시간 후 : ≥ 155 mg/dL
- 3시간 후 : ≥ 140 mg/dL
  두 가지 이상 만족 시 임신성 당뇨

저혈당 시 몸에 나타나는 증상

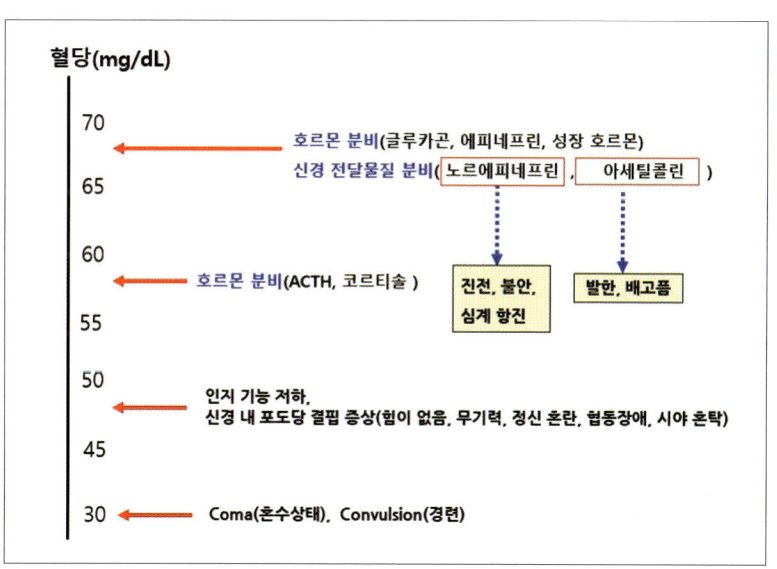

올바른 펜형 인슐린 주사법

펜형 인슐린 주사법 동영상 바로가기

당뇨병 전문가를 위한 디지털 서포터
PRO 당뇨병센터

1. 인슐린 주사 부위 정하기

인슐린은 어디에 주사하나요?

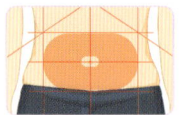 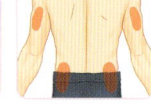 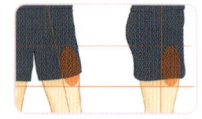

복부   팔, 엉덩이   허벅지

2. 주사바늘 끼우기

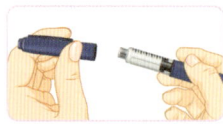
인슐린 펜의 뚜껑을 연다.

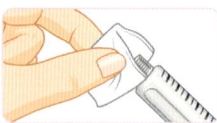
인슐린 펜의 고무막을 알코올 솜으로 소독한다.

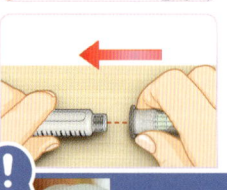
주사바늘 종이덮개를 제거 후 **주사바늘과 인슐린 펜을 평평한 책상에 놓고 수평으로** 끼운다.

! 수평하게 끼우지 않으면 펜에 꽂히는 **안쪽 바늘이 구부러져** 약물이 나오지 않습니다.

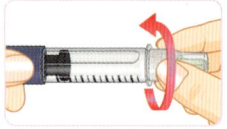
주사바늘을 시계방향으로 끝까지 돌린다.

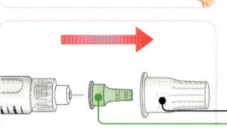
겉뚜껑, 속뚜껑(녹색)을 모두 뺀다.

3. 안전 검사하기

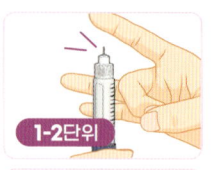
1-2단위

다이얼을 1-2단위에 맞추고 바늘을 위로 세운 후 3-4회 탁탁 친다.

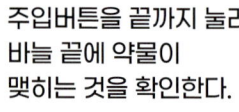
주입버튼을 끝까지 눌러 바늘 끝에 약물이 맺히는 것을 확인한다.

4. 주사 용량 설정하기

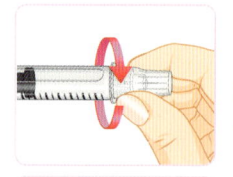
예. 13단위

다이얼을 돌려 주사할 용량에 맞춘다.

*입원 환자는 퇴원 시 인슐린 용량을 다시 확인해야 합니다.

5. 주사하기

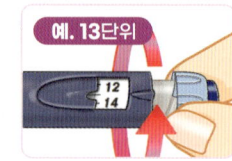
주사부위를 알코올 솜으로 소독 후 마를 때까지 기다린다.

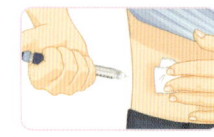
90° 10초 이상

바늘을 피부에 수직으로 삽입 후 주입버튼을 끝까지 누른 채 10초 이상 기다린다.

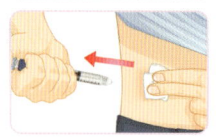
주입버튼을 누른 채 바늘을 빼고 주사부위를 알코올 솜으로 눌러준다.

6. 주사바늘 분리하기

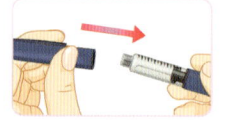
바늘에 겉뚜껑만 다시 끼워 시계 반대 방향으로 끝까지 돌린 후 분리한다.

*사용한 주사바늘은 뚜껑이 있는 통에 담아 안전하게 버려야 합니다.

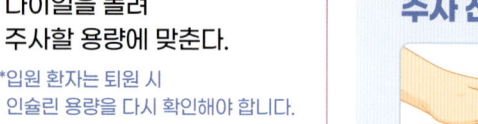
사용한 인슐린 펜은 뚜껑을 닫아 실온에 보관한다.

중간작용 또는 혼합작용 인슐린 사용 시 주사 전에 확인해주세요!

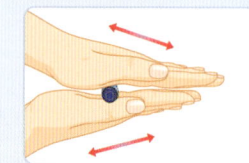 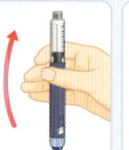 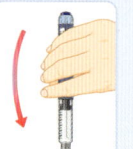

중간작용 또는 혼합작용 인슐린은 우윳빛깔이 될 때까지 부드럽게 굴리고 가볍게 기울여가며 충분히 혼합합니다.

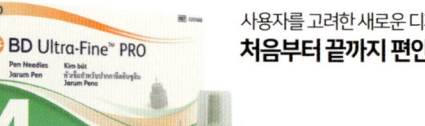

울트라파인™ 프로 펜니들
사용자를 고려한 새로운 디자인
처음부터 끝까지 편안하게!

본 자료는 올바른 펜형 인슐린 주사법에 대한 이해를 돕기 위해 제작되었으며, 제공되는 정보는 의사의 진단이나 진료, 치료 등을 대신 할 수 없습니다. 보다 더 정확하고 자세한 내용은 사용 중인 인슐린 제조사의 권고사항 및 담당 의료진의 조언을 따르시기 바랍니다.

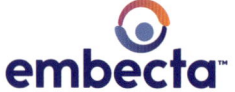

6-3 인슐린과 세포 내 당섭취

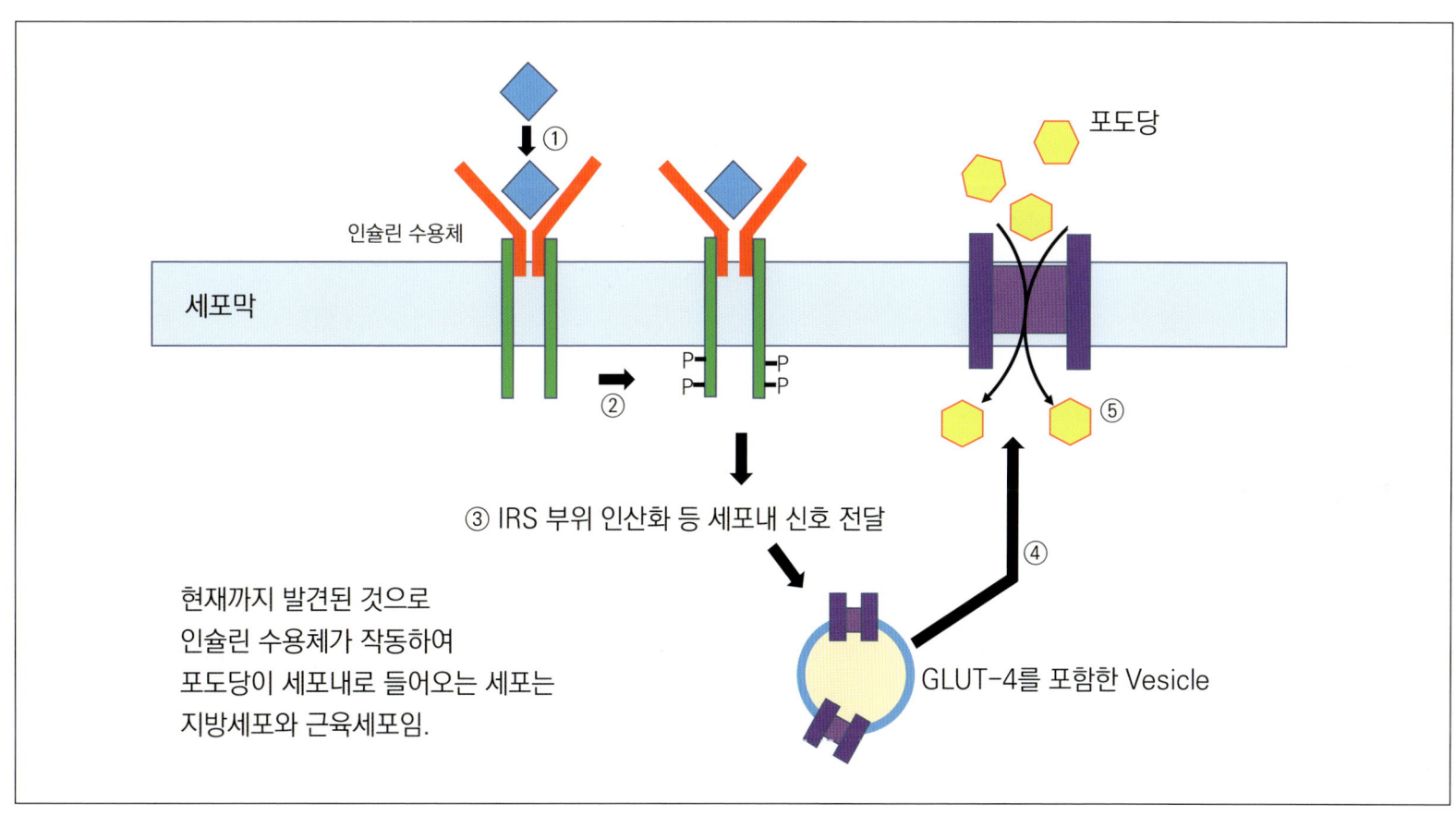

① 인슐린 수용체에 인슐린 결합.
② 인슐린 수용체에 있는 Tyrosine 부위의 인산화가 인슐린 신호전달의 시작임.
③ 그 후 IRS(Insulin receptor substrate) 부위 인산화 등 세포내 신호 전달.
④ 당수송체 4형(GLUT-4) 발현.
⑤ 당수송체 4형(GLUT-4)을 통해 포도당 유입.

6-4 당뇨에 도움되는 건강기능 식품

고시형 원료

1. **식후 혈당 상승 억제에 도움을 줄 수 있음.**
   - 구아바잎 추출물
   - 바나바잎 추출물 : 코로솔산(Corosolic acid)
   - 달맞이꽃 종자 추출물
   - 호로파 종자 식이섬유

2. **식후 혈당 상승 억제.**
   - 밀 식이섬유
   - 구아검/구아검 가수분해물
   - 귀리 식이섬유
   - 난소화성 말토덱스트린
   - 옥수수겨 식이섬유
   - 이눌린/치커리 추출물
   - 대두 식이섬유

개별인정형 원료

- L-arabinose
- Lactiplantibacillus plantarum HAC01
- PMO 참밀 알부민
- 동결 건조 누에 분말
- 미숙 여주 주정 추출 분말
- 상엽 추출물
- 서목태(쥐눈이콩) 펩타이드
- 세리포리아 락세라타 균사체 배양물
- 솔잎 증류 농축액
- 씨폴리놀 감태 주정 추출물
- 인삼 가수분해 농축액
- 지각 상엽 추출 혼합물
- 콩 발효 추출물
- 키토올리고당
- 타가토스
- 히드록시프로필메틸셀룰로오스

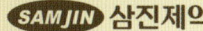 삼진제약 서울특별시 마포구 와우산로 121 (서교동) T. 02.3140.0700 H. www.samjinpharm.co.kr
· 자세한 내용은 삼진제약 소비자 상담실(수신자 부담 080.082.1234)로 문의 바랍니다.

변비 질환을 위한 돌체락 시럽 복약상담

아프지 않고 부드러운 변비약

돌체락 시럽
(락툴로오즈농축액)

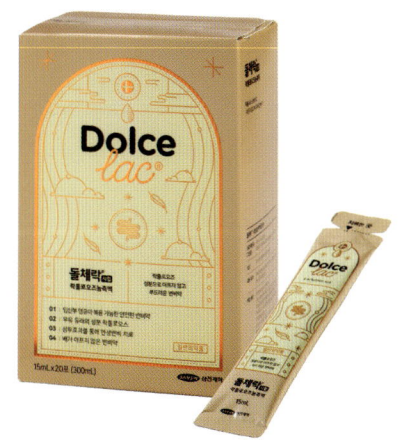

Drug Information

원료약품 및 그 분량	100mL 중 유효성분 락툴로오즈농축액(USP)134g(락툴로오즈로서67g)
성상	무색 내지 담황색의 등명한 시럽제
효능·효과	변비[만성변비, 영(젖먹이, 갓난아기)·유아 및 소아의 변비, 분만 후의 변비]
용법·용량	만성변비(아침식사 전에 투여) · 성인 : 보통의 경우 처음 2-3일간 1일 15-30mL를 아침식전에 경구투여(먹는다, 복용한다)하고 그 후 계속 1일 10-15mL를 투여한다. 심할 경우 45mL 까지 투여할 수 있다. 투여하고 그 후 계속 1일 10mL를 투여한다. · 유아(1-6세) : 1일 5-10mL를 투여한다.
판매 단위	낱포 판매 가능

핵심 복약상담

- **영유아부터 임산부까지 복용 가능한 안전한 변비약**입니다.
- 삼투성하제인 락툴로오즈 성분으로 **아프지않고 부드럽게** 변비를 치료합니다.
- 혈중으로 흡수되지 않는 당류로 **부작용이 드물고 당뇨 환자도 복용** 가능합니다.

돌체락시럽은 배가 아프지않고 부드럽게 배변을 유도합니다.

삼투성 하제는 장에서 흡수되지 않고 장관 내 삼투압을 증가시켜 수분의 체내 흡수를 방해하여 대변을 부드럽게 하고 장관 내압을 높여 배변을 유도합니다.

돌체락시럽은 임산부, 영유아, 고령자 등 전 연령이 복용 가능합니다.

락툴로오즈는 비흡수성 다당류 하제로서 소장에서 흡수되지 않고 대장 내 세균에 의해 대사되어 산과 이산화탄소를 생성하여 삼투효과를 나타냅니다.

혈중으로 흡수되지 않는 당류로 당뇨병 환자의 변비 치료에도 사용할 수 있습니다.

팽창성하제에 잘 반응하지 않거나 약물 복용이 어려운 경우, 자극성하제 복용 시 복통 등의 부작용이 심했던 경우 돌체락시럽을 투여 할 수 있습니다.

복약 상담 시 유용한 제품 사용 방법

1 낱포 판매가 가능하여 증상과 정도에 따라 활용하실 수 있습니다.

2 장내 유익균을 증가시키는 prebiotics로 유산균과 함께 **복용 시 효과**가 더 좋습니다.

3 영유아, 고령자에게 죽, 과일주스, 기타 음료와 병용 복용을 권장 할 수 있습니다.

7-1 변비약의 약물 기전

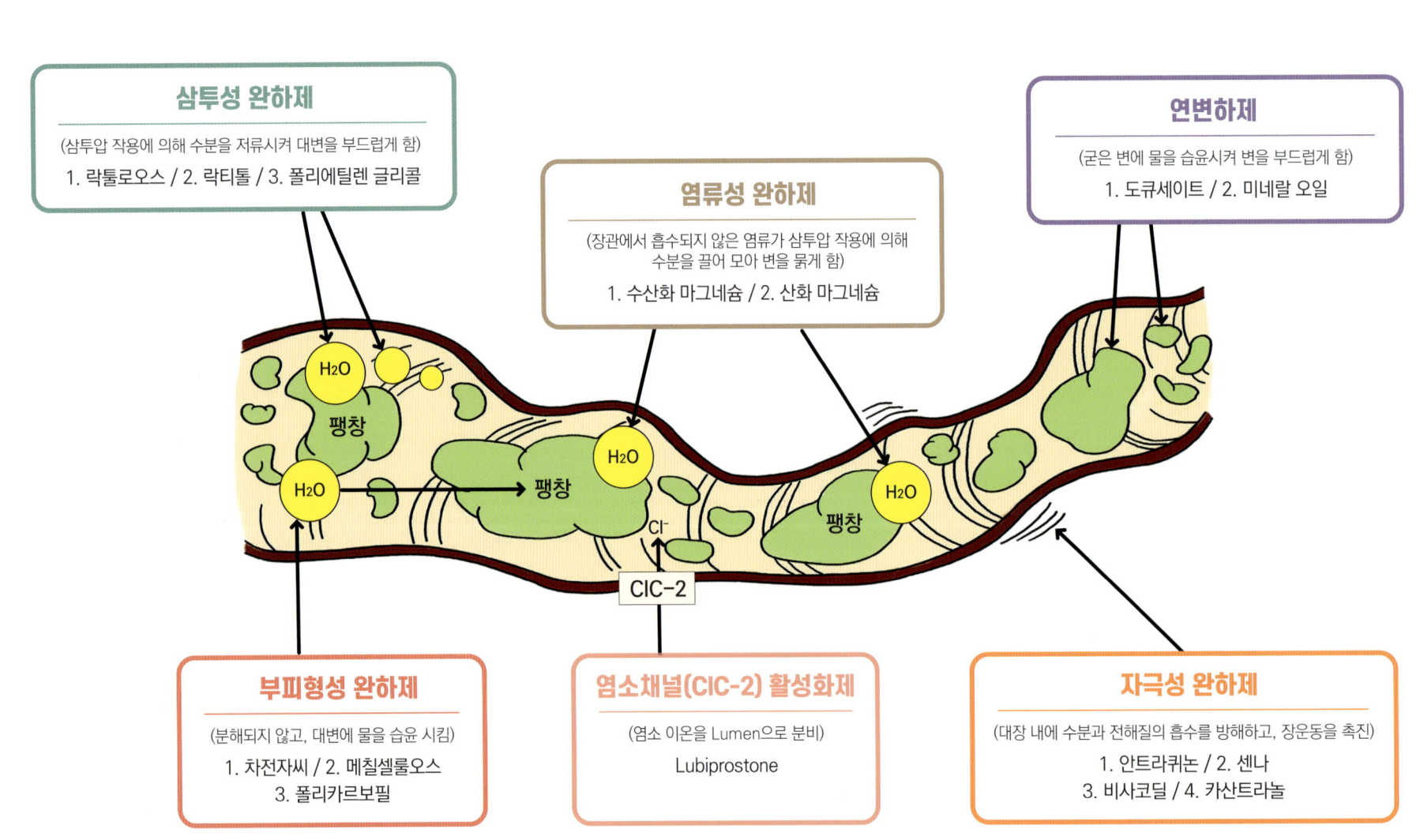

7-2 변비 치료제의 종류 및 특징

종류		용법, 용량	작용시간	부작용
부피형성 완하제 (팽윤하제)	폴리카르보필	1일 1250mg을 1회에서 4회 경구 투여	12시간~72시간 후	없음
	차전자피	1일 1티스푼 또는 1팩을 1회에서 3회	12시간~72시간 후	복부 팽만
삼투성 완하제	락툴로오즈 액	하루에 15~30 ml	24~48시간 후	복부 팽만
	폴리에틸렌 글리콜	하루에 17g	14~48 시간 후	복부 팽만 및 오심
연변하제	도큐세이트	100mg 하루 2회 (복합제는 용량이 작을 수 있음)	24~48시간 후	없음
자극성 완하제	비사코딜	하루 5~15mg	6~10시간 후 (좌약은 10~30분 후)	설사 및 복통
	센나	하루 15mg	6~12시간 후	복통
염소 채널 활성화제	Lubiprostone	하루 2회 24mcg	24시간 이내	오심
염류성 완하제	수산화 마그네슘	하루 1~2g을 1~2회 분할 경구 투여	0.5~3시간 후	설사, 고마그네슘 혈증
관장약	농 글리세린	1일 30ml 항문내 삽입	5분 이내	복통, 발진, 직장 불쾌감

8 부비동염 및 치료에 도움되는 일반약

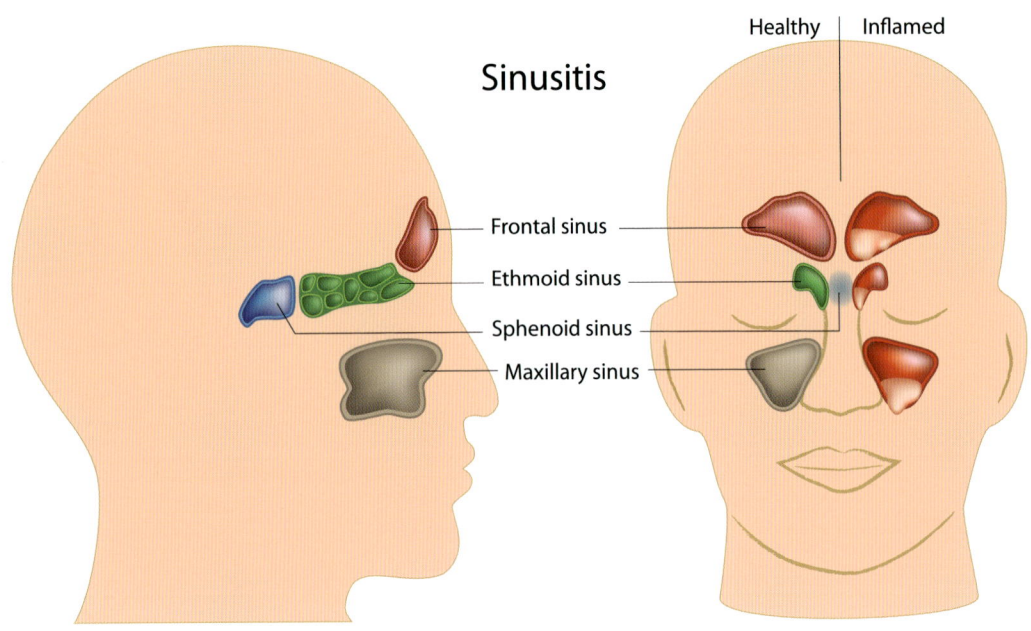

① 비점막 수축제인 Pseudoephedrine, Phenylephrine, Xylometazoline, Oxymetazoline, Naphazoline은 혈관을 수축시켜 붓기를 가라앉히고, 점액을 비강 내로 배출하기 쉽게 하기 위함.

② 항히스타민제는 분비액의 점성을 증가시켜 역효과가 나기 때문에 알레르기가 부비동염의 악화요인으로 작용했을 가능성이 큰 경우를 제외하고 부비동염에는 가급적 사용하지 않음.

③ Mucolytics의 투여는 점액의 점도를 떨어뜨려 점액의 정체를 막고 섬모운동을 증진시킴.

④ 식염수 세척은 비강에 있는 점액질의 가피를 제거하고 습윤을 유지하며 섬모운동의 속도를 증가시켜 점액 배출을 용이하게 하고 순간적이나마 혈관 수축의 효과가 있음.

◆ **부비동의 종류**

- Frontal sinus : 전두동
- Ethmoid sinus : 사골동
- Sphenoid sinus : 접형동
- Maxillary sinus : 상악동

9 부종의 정의 및 도움되는 성분

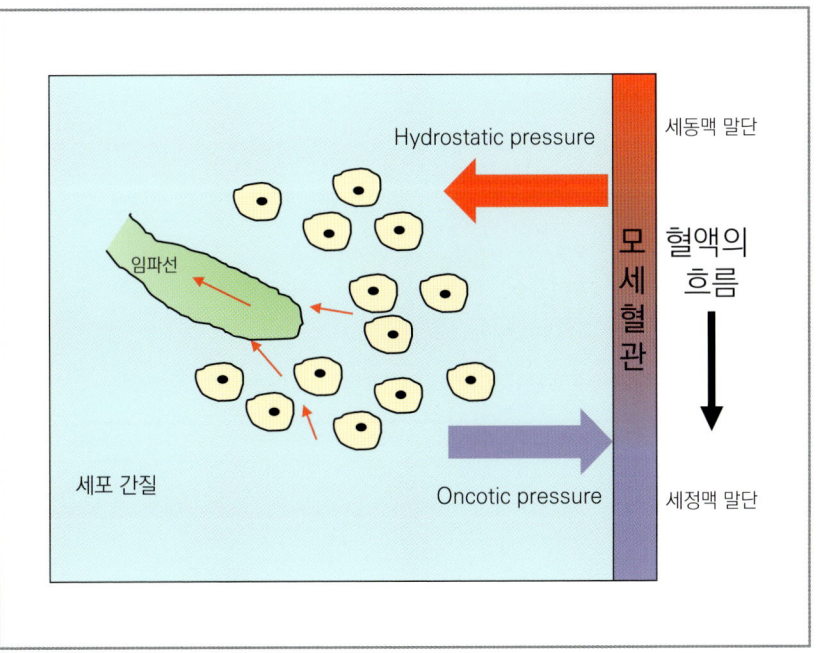

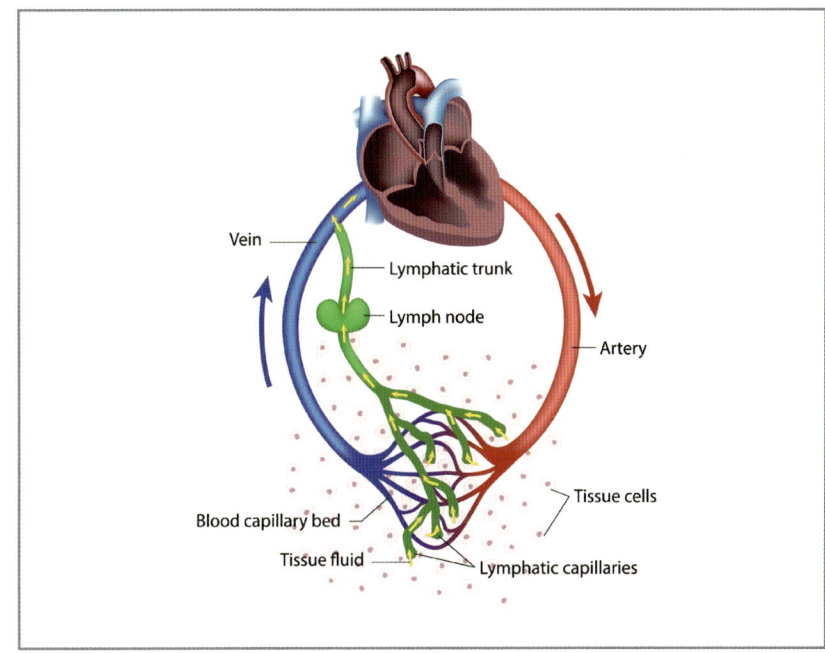

정상적인 체액의 이동은
Hydrostatic pressure(정수압)에 의해 혈관 내 체액이 세포 간질로 이동을 하고 Oncotic pressure(교질 삼투압)에 의해 세포 간질의 체액이 세정맥으로 이동한다.
부종은 어떤 원인에 의해 세포간 그 사이에 있는 세포 간질액이 비정상적으로 증가할 때 부종이 생김. (아래 세 가지 경우)

❶ Hydrostatic pressure(정수압) ≫ Oncotic pressure(교질 삼투압)
❷ 모세혈관 투과도 증가
❸ 임파관 폐쇄

세포 간질액이 빠져나가는 경로는 90%는 정맥으로, 10%는 임파선으로 빠져나가며, 임파선은 결국 쇄골하정맥과 합류하고 심장으로 들어가는데, 우측 쇄골하 정맥에서 ¼, 좌측 쇄골하 정맥에서 ¾으로 빠심.

❶ Centella asiatica extract : 혈관벽의 Connective tissue를 유지 복구 시켜서 정맥압을 낮추고, 모세혈관의 투과도를 낮추어 하지 부종에 도움을 줌.
❷ Red vine leaf extract : 정맥벽의 탄성도와 밀도를 증가시켜 부종과 통증을 경감시킴.
❸ 비타민B1의 부족으로 Wet beriberi가 오면 하지 부종이 올 수 있다.
❹ Diosmin:정맥을 수축시키고 정맥환류를 증가시켜 정맥압을 낮추고 모세혈관 투과도 개선과 림프순환을 개선하여 부종의 위험을 낮춤.
❺ 미세 정제 플라보노이드 : Diosmin의 흡수율을 증가시키기 위해 입자크기를 2μm 이하로 미분화시켰고, Diosmin 90%, 헤스페리딘 10%로 구성.

10-1 중추와 말초에서의 식욕 조절 성분

중추에서의 식사 조절

식욕 촉진

1. NPY(Neuropeptide Y): 시상하부의 궁상핵에서 작용하며 메게스트롤 현탁액은 NPY를 증가시켜 식욕을 촉진.
2. AgRP(Agouti-related protein): 시상하부의 궁상핵에서 작용하며 α-MSH의 작용을 길항하여 식욕을 촉진.
3. Orexin: 외측 시상하부에서 식욕을 촉진.

식욕 억제

1. POMC(Pro-opiomelanocortin): 시상하부의 궁상핵에서 작용하는데 분해되면 α-MSH가 형성되고, 이 α-MSH가 식욕을 억제하고 멜라닌 생성을 촉진하므로 멜라닌 색소를 증가시킬 수 있음.
2. CART(Cocaine and amphetamine regulated transcript): POMC와 함께 식욕을 억제.
3. 노르에피네프린: 노르에피네프린이 증가할 때 POMC가 증가하여 식욕을 억제.
4. 세로토닌: 세로토닌 수용체 중 5-HT2cR이 궁상핵의 POMC 뉴런, 중뇌의 복측 피개 영역(VTA), 연수의 고립로핵에 작용하여 포만감을 유발하여 식욕을 억제.

말초에서의 식사 조절

식욕 촉진

1. Ghrelin(그렐린)

식욕 억제

1. Leptin
2. Insulin
3. Cholecystokinin
4. Peptide YY(PYY)
5. GLP-1

10-2 비만 치료 약물 기전

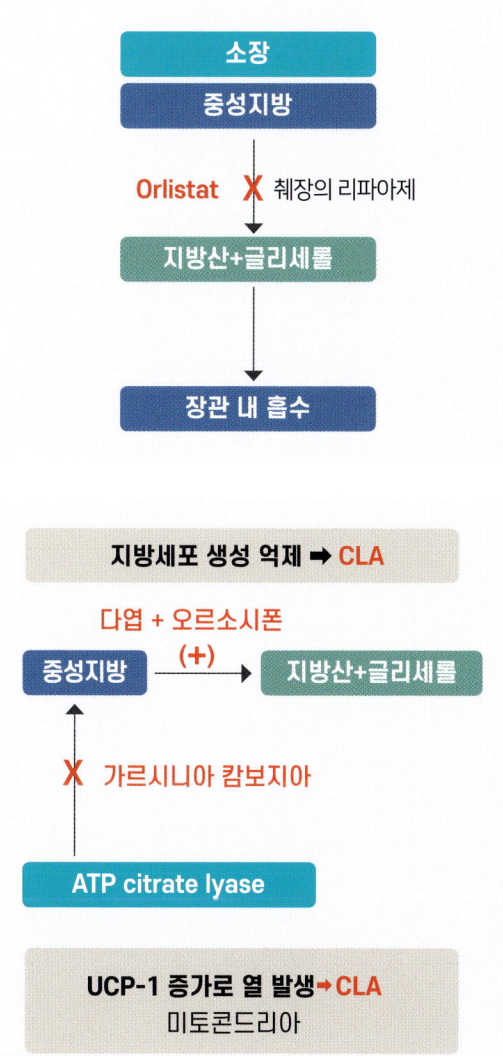
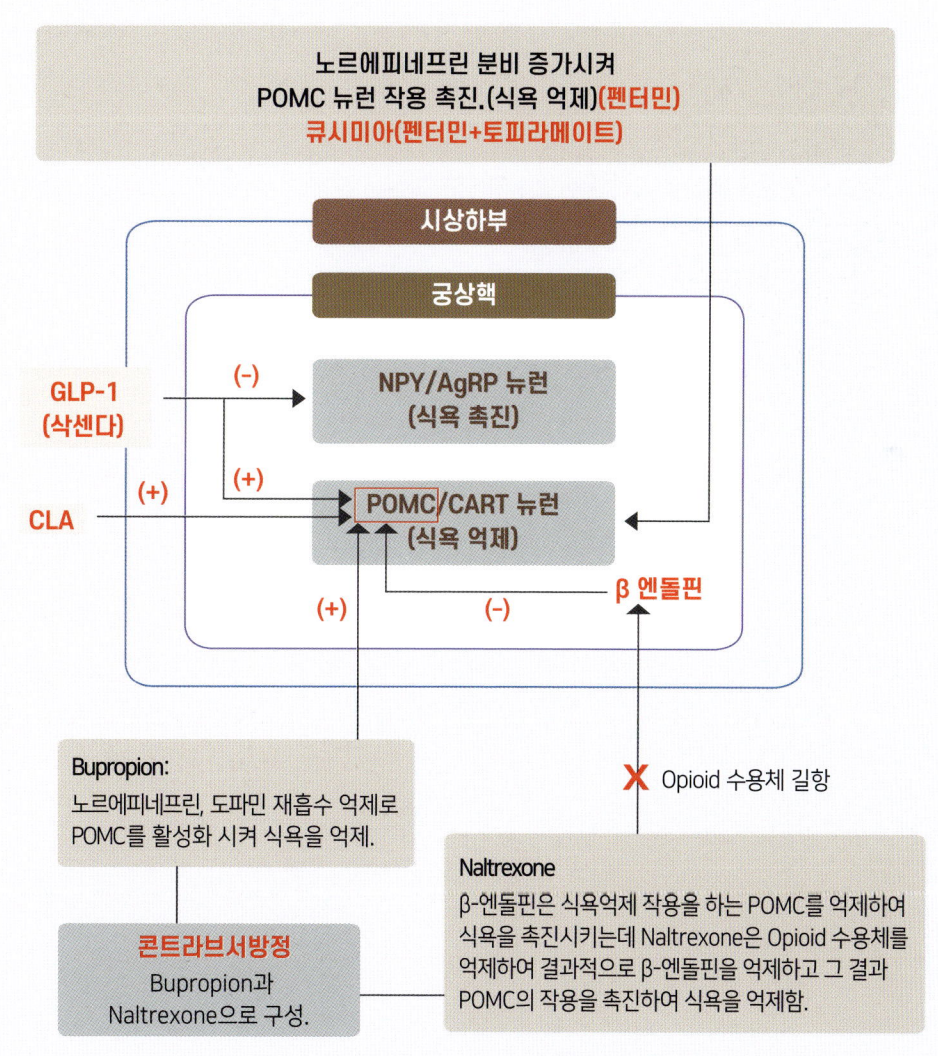

가장 진화된 프로바이오틱스, 낙산균
장건강의 핵심은 낙산! (단쇄지방산 SCFA)

단쇄지방산(SCFA, Short Chain Fatty Acid)이란?

유익균이 식이섬유를 분해하는 과정에서 생성되는 대사산물, 낙산 ➡ 대장세포의 에너지원

Clostridium butyricum

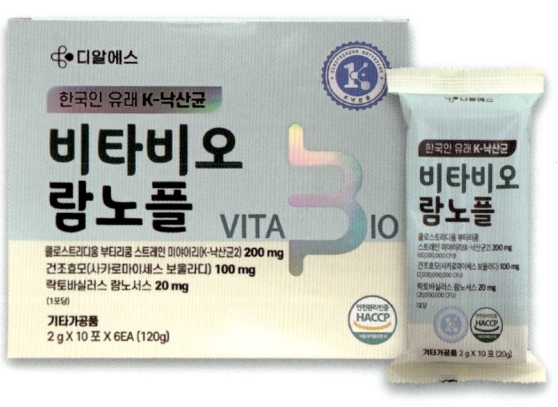

日 '미야이리588' 대체 가능한 최초 국내배양 특허 K-낙산균
Clostridium butyricum S-45-5

- ✓ 대장점막을 통해 흡수되어 **장벽기능 강화**
- ✓ 장내PH를 산성으로 유지하여 **유해균 정착 억제**
- ✓ **항염, 항균, 알러지반응** 감소
- ✓ **인슐린 분비** 촉진
- ✓ **비만억제**
- ✓ **과민성대장증후군** 개선
- ✓ **염증성장질환** (크론병, 궤양성대장염) 개선
- ✓ **항생제 설사** 개선
- ✓ **면역 강화**

디알에스

의약품에 주로 사용되는 검증된 균주 : 세계 소화기학회에서 인정하는 TOP3 균주만을 엄선해서, 약사들이 직접 배합했습니다.

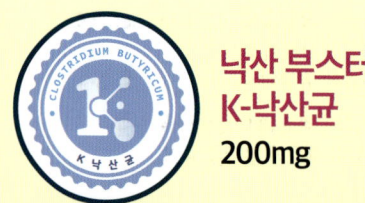 낙산 부스터 K-낙산균 200mg

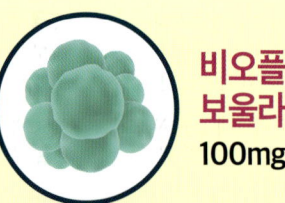 비오플 보울라디균 100mg

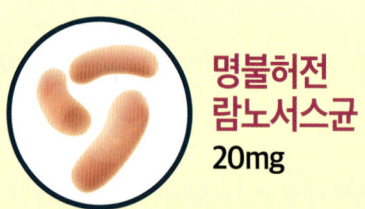 명불허전 람노서스균 20mg

비타비오 람노플
2개월분 80,000원 / 10포 15,000원

11-1 소장 및 대장에서 전해질 흡수 기전 및 설사 기전

정상일 때 소장과 대장에서의 H₂O, Na⁺, Cl⁻의 흡수 기전
(지사제는 화살표의 정방향으로 H₂O, Na⁺, Cl⁻의 흡수를 시키면 설사 멈춤에 도움을 준다.)

Cl⁻(염소 이온)의 분비를 통한 설사 기전(소장과 대장 공통)
(지사제는 화살표의 역방향으로 H₂O, Na⁺, Cl⁻를 흡수시켜야 설사 멈춤에 도움을 준다.)

염소이온이 Lumen으로 분비할 때 분비성 설사를 유발

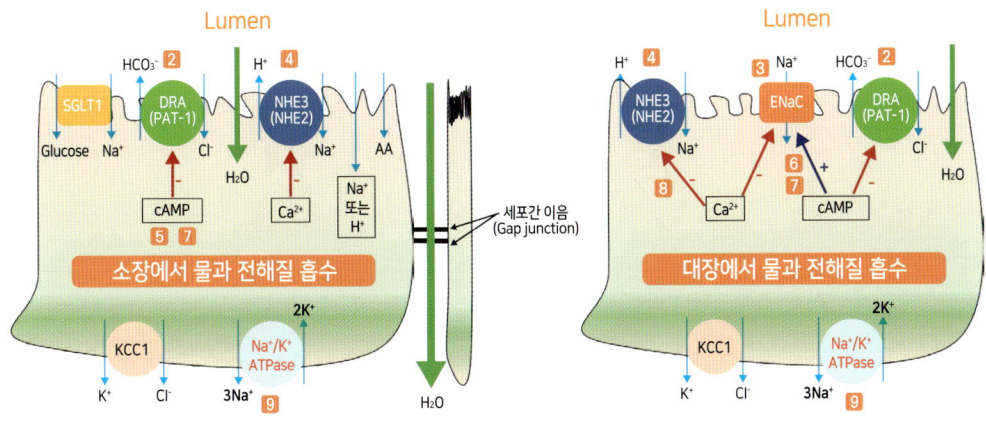
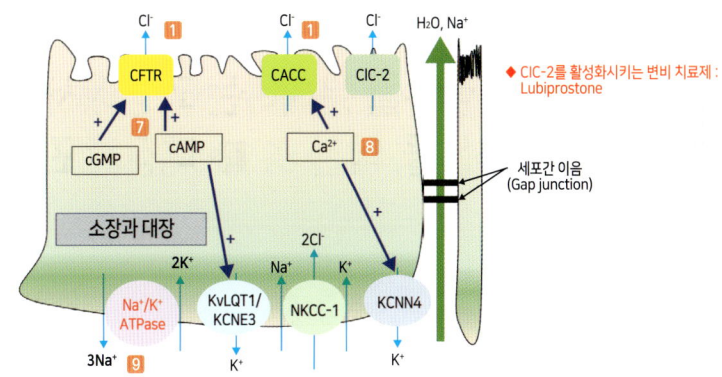

◆ ClC-2를 활성화시키는 변비 치료제 : Lubiprostone

PAT-1 : Putative anion transporter 1
DRA : Down-Regulated in adenoma
NHE : Sodium-Hydrogen exchangers
AA : Amino acid

NKCC1 : Na-K-Cl cotransporter
CaCC : Calcium-activated chloride channel
CFTR : Cystic fibrosis transmembrane conductance regulator
KCNN4 : Calcium-activated potassium channel
KvLQT1/KCNE3 : cAMP-activated potassium channel
ClC-2 : Chloride channel-2

◆ 아래 번호 표시와 위 그림의 번호를 대입해서 보면 됨

소장과 대장에서 물과 전해질의 흡수 및 분비를 통한 지사 작용 및 설사 유발 기전

1 소장과 대장에서 염소이온을 Lumen으로 분비:
◆ CFTR : Cystic fibrosis transmembrane conductance regulator
◆ CaCC : Calcium-activated chloride channel
➡ CFTR과 CaCC가 활성화 될 때 염소이온을 Lumen으로 분비시켜서 분비성 설사 유발.
◆ CFTR 활성화 → 살모넬라, CaCC 활성화 → 로타바이러스

2 소장과 대장에서 염소이온 흡수 . DRA(Down-regulated in adenoma)
➡ DRA가 활성화 되면 염소이온의 흡수가 증가되어 설사가 멈춤.

3 대장에서 나트륨 이온 흡수 : ENaC(Epithelial sodium channel)
➡ ENaC가 활성화되면 설사가 멈춤.

4 소장, 대장에서 나트륨 이온 흡수 : NHE3(Sodium-hydrogen exchangers 3)
➡ NHE3가 활성화되면 설사가 멈춤.

5 장상피 세포 내 cAMP가 증가하면 소장과 대장에 있는 DRA를 불활성화시켜서 염소이온이 Lumen으로 배출되고 대장에 있는 CFTR을 활성화시켜서 염소이온이 Lumen으로 배출되고 결과적으로 분비성 설사 유발.

6 장상피 세포 내 cAMP가 증가하면 대장에 있는 ENaC가 활성화되어 나트륨 유입을 촉진.

7 결국 c-AMP의 증가가 비록 대장에서는 나트륨 유입을 촉진하지만, 그보다 소장과 대장에서 염소이온을 Lumen으로 배출을 촉진하기에 일반적으로 c-AMP가 증가는 설사를 유발한다고 생각하면 됨.
◆ cAMP 증가 : 콜레라 톡신, 카페인

8 장상피 세포 내 칼슘 이온이 증가하면 소장에서는 NHE3를 억제하여 나트륨 유입을 억제하여 Lumen으로의 나트륨 배출을 증가시키고, ENaC를 억제하여 Lumen으로 나트륨 배출을 증가시켜 설사를 유발. 또한 소장과 대장에서 칼슘이온이 증가하면 CaCC가 활성화되어 염소이온의 유출이 증가되어 설사를 유발.

9 소장과 대장의 장상피 세포 기저막에 있는 Na⁺/K⁺ ATPase의 억제는 장상피 세포 내 나트륨의 농도를 증가시키고, 그 결과 Lumen에서 장상피 세포 내로 나트륨 유입을 억제하기 때문에 설사를 유발.

11-2 지사제 기전

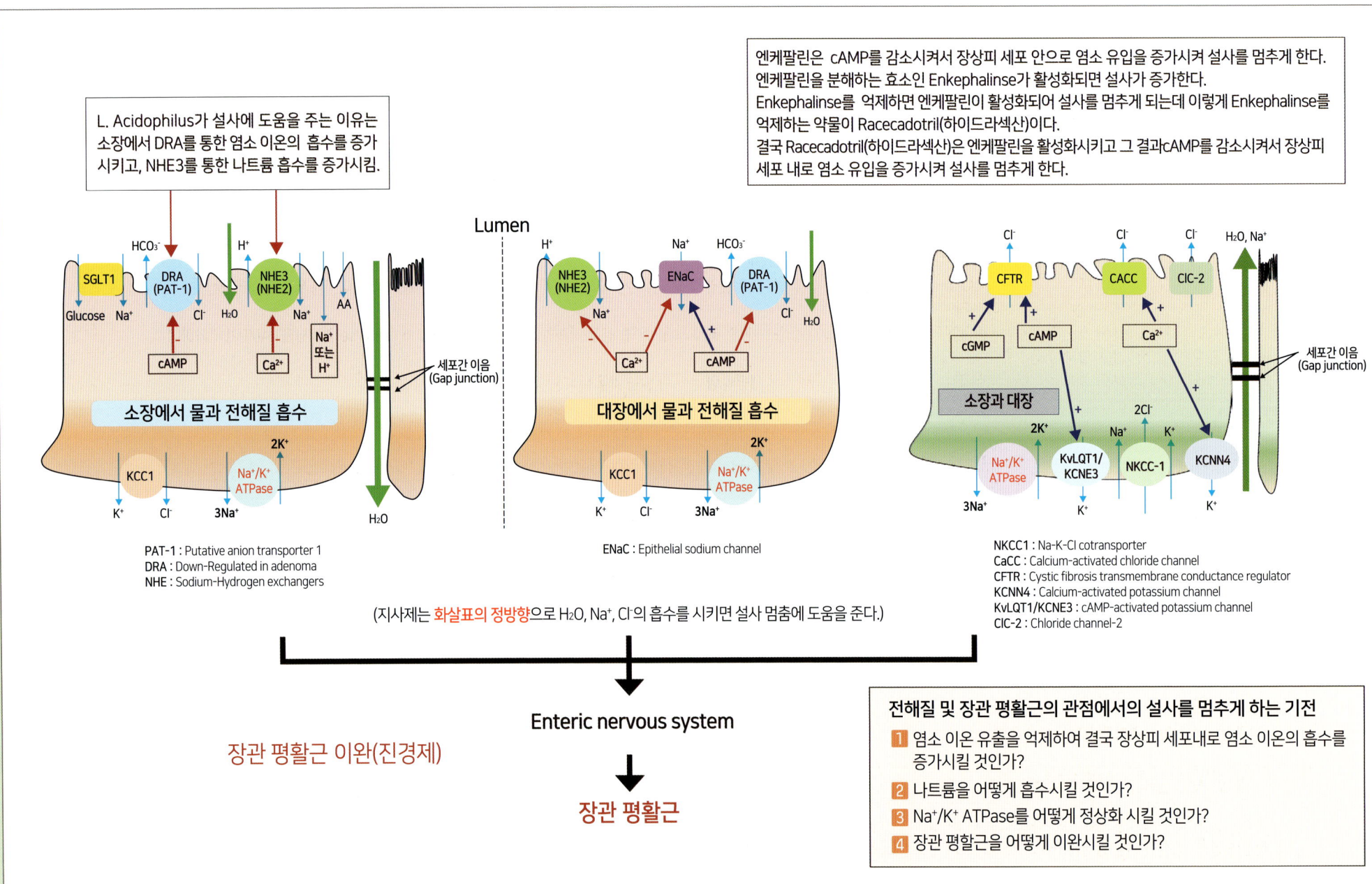

11-3 설사의 병리기전

1. Osmotic diarrhoea(삼투성 설사)

1. 흡수 불량에 의해 삼투성 설사가 일어남.
2. 소화효소의 결핍에 의해 나타나는데, 특히 Lactase 결핍에 의한 유당 불내증.
3. 지방설사 : 지방의 흡수가 안 될 때 발생(예를 들어 Lipase 억제제 복용 시)

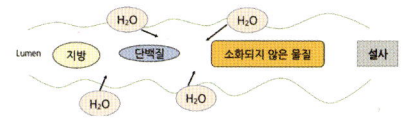

2. Secretory diarrhoea(분비성 설사)

1. 호르몬 또는 독소에 의해 장관 점막에서 전해질 분비의 증가로 설사를 유발.
2. 약물로 인한 분비성 설사는 장 상피세포 내로의 Na^+ 흡수 억제와 Lumen으로의 Cl^-/HCO_3^- 분비 촉진에 의함.
3. 소장과 대장의 장상피 세포 기저막에 있는 Na^+/K^+ ATPase의 억제는 장상피 세포 내 나트륨의 농도를 증가시키고, 그 결과 Lumen에서 장상피 세포 내로 나트륨 유입을 억제하기 때문에 설사를 유발.(Digoxin에 의한 설사 부작용은 이 원리와 같음.)
4. 장상피세포의 cAMP, cGMP, 또는 Calcium이 증가할 때 분비성 설사가 올 수 있음.(카페인 복용 시 설사하는 경우 카페인은 비선택적 Phosphodiesterse 억제제로 cAMP가 증가하여 수분의 흡수를 억제하여 설사할 수 있음.)
5. 삼투성 설사와 분비성 설사의 차이점은 분비성 설사는 공복시에도 지속이 되며 하루 대변의 양이 1L가 넘는 것을 분비성 설사라 함.
6. 분비성 설사 원인 물질
   - Cholera toxin
   - Staphylococcal toxin
   - Rotaviruses
   - Laxatives
   - E. coli LT & ST➡ Enterotoxigenic Escherichia coli(ETEC)는 이열성 독소(LT)와 내열성 독소(ST) 두 가지 장독소가 있음
   - HIV
   - Humoral agents(체액성 작용제)인 Gastrin, Serotonin, VIP(Vasoactive Intestinal Peptide), Calcitonin, Prostaglandins 등
   - 기타

3. Exudative diarrhoea(삼출성 설사)

- 장점막의 궤양, 염증에 의해 장관의 관강(Lumen)으로 배출되어 결과적으로 수분을 흡수할 수 있는 점막의 부족으로 설사 유발.
- 장관을 광범위하게 절제할 때.
- 조직이 파괴되어 출혈성 설사 경향이 있을 때.
- 바이러스 장염, 세균성 장염, 크론병, 궤양성 대장염, 베체트 병.

4. Motility diarrhoea(운동성 설사)

- 장관 통과 시간이 급격히 짧아져서 설사 유발.

기타 원인

1. 신경성 질환 : 과민성 대장 증후군(Irritable bowel syndrome), 신경성 설사.
2. 전신성 질환 : 갑상선 기능 항진증(Hyperthyroidism), 당뇨병, 요독증(Uremia), 피부경화증(Scleroderma), 사르코이드증(Sarcoidosis), 후천성 면역 결핍 증후군(AIDS).

11-4 지사제 종류

1. 흡착수렴성 지사제 : 장내 독소, 가스 및 세균 등을 흡착 배설시킴.

1. 성분 : Dioctahydral smectite, Attapulgite, 카올린, 펙틴
2. 제품 : Dioctahydral smectite(스멕타현탁액), Attapulgite(파마소브 현탁액), 카올린 + 펙틴(후라베린큐 시럽의 일부)
▶ Dioctahydral smectite(스멕타현탁액), Attapulgite(파마소브 현탁액)는 단일제제이고, 식도, 위, 십이지장 등 장관에 통증, 또는 경한 정도의 만성 설사에 일차적으로 사용.
주의 사항으로 흡착수렴성 지사제이므로 다른 약을 복용하고 있다면, 2시간 간격을 두고 복용해야 약물 상호 작용을 피할 수 있다.

2. 살균제 : 균의 성장을 억제

1. 성분 : Acrinol, Creosote, Berberine, Nifuroxazide
2. 제품 : Creosote + Berberine(정로환), Nifuroxazide(에세푸릴)

3. 합성 마약 유사체(Synthetic opioid analog)

장내 μ-opioid수용체를 자극하여 장내 운동 저하시키고, 수분과 전해질 흡수.
- Loperamide (로프민)

4. α2- adrenergic agonist (알파2 교감신경 효능제)

- Lidamidine (리다민 캡슐, 고려)

5. β-Galactosidase (갈타제)

Aspergillus oryzae로부터 추출한 β-galactosidase로 유당불내증에 의한 소화불량의 개선 및 단일증후군 설사에 사용.

6. Racecadotril(하이드라섹 산 30mg)

엔케팔린은 cAMP를 감소시켜 장점막 세포 내 염소유입을 증가시켜 설사를 멈추게 하는데, 엔케팔린을 분해하는 Enkephalinase를 억제하는 Racecadotril(하이드라섹산)은 엔케팔린을 증가시켜서 결국 cAMP가 감소가 되고 결국 세포 내 염소 유입을 증가시켜 설사가 멈춤.

지사제로서의 외인성 opioids와 내인성 opioids의 비교

Opioids		Opioids receptors	
	μ(mu): 장관 평활근의 이완	δ(delta): cAMP 형성을 감소시켜 전해질(염소이온)의 배출을 감소시킴	
외인성 - Morphine - Loperamide	+++ +++	+ +	
내인성 - Enkephalin(Enkephalin의 분해를 막는 약: Racecadotril(하이드라섹산)	+	+	

12-1 수면 조절 펩타이드

각성 유발 신경펩타이드

히스타민, 세로토닌, 아세틸콜린, 노르에피네프린, 도파민, 오렉신

수면 유발 신경펩타이드

GABA

비렘 수면 시

GABA가 가장 많이 활성화 되어있고, 히스타민, 세로토닌, 아세틸콜린, 노르에피네프린, 도파민, 오렉신은 작용 감소.
비렘수면 각성장애 : 야경증이나 수면보행증과 같은 질환을 말함.

렘 수면 시

GABA와 아세틸콜린이 활성화되어 있지만, 히스타민, 세로토닌, 노르에피네프린, 도파민, 오렉신은 작용이 정지. GABA는 비렘 수면 보다 활성화 정도가 적음.
렘수면 각성 장애 · 렘수면 때 이상한 행동을 보이는 것이 특징. 싸우거나 쫓기거나 공격 당하는 등의 꿈을 꾸면서 그 행동을 그대로 하여 침대에서 떨어지는 경우.

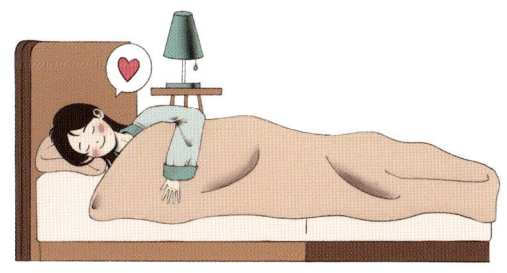

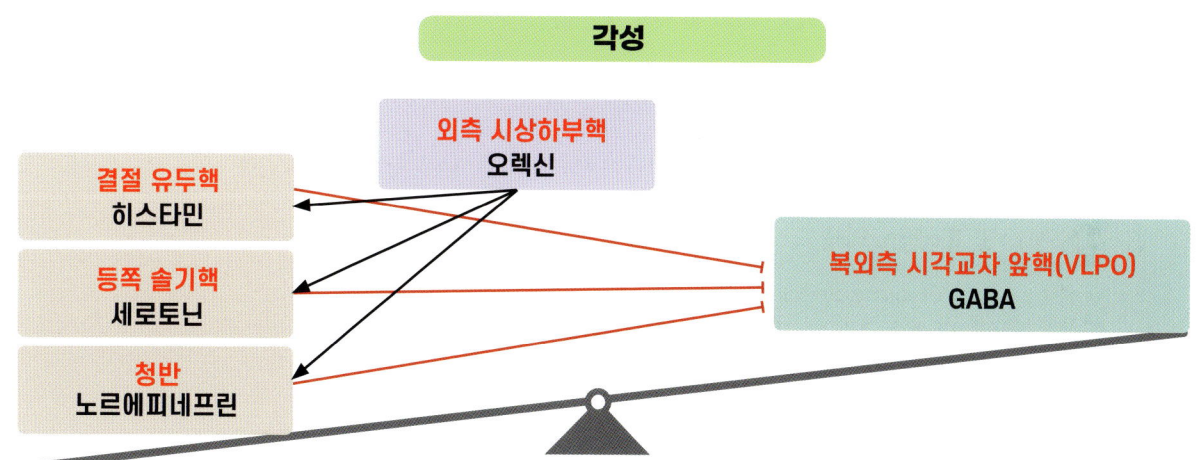

1. 히스타민, 세로토닌, 노르에피네프린이 복외측 시각교차 앞핵(VLPO)에 있는 GABA를 억제하여 각성을 유발.
2. 오렉신은 히스타민, 세로토닌, 노르아드레날린과 협동하기 때문에 각성을 유발.

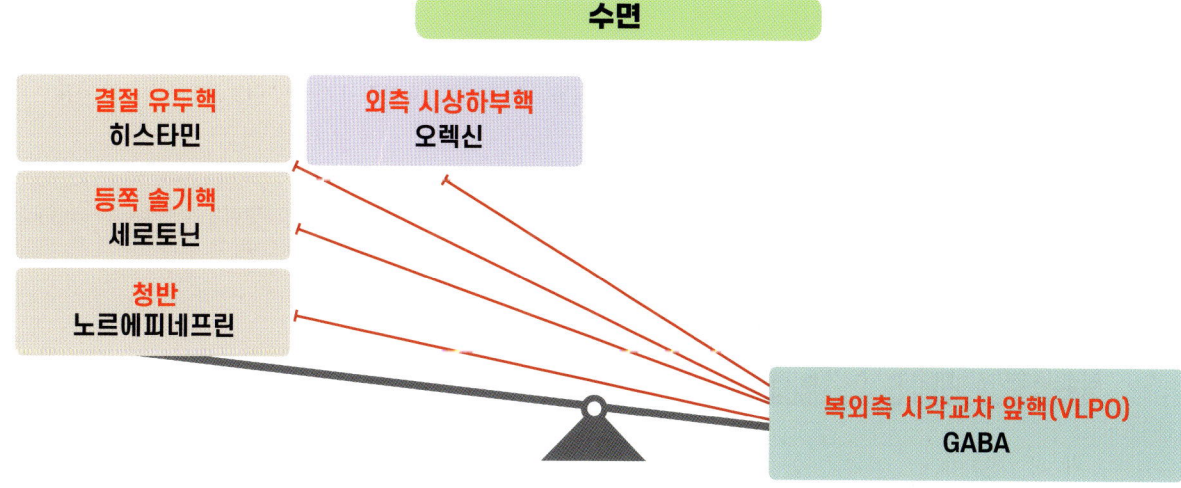

◆ 복외측 시각교차 앞핵(VLPO)에 있는 GABA가 오렉신, 히스타민, 세로토닌, 노르에피네프린을 억제하여 **수면을 유발**.

12-2 불면증 치료 약물 및 건기식

수면제의 종류

벤조디아제핀

종류	용량	반감기
Flurazepam	15~30mg	2.3시간이며 대사물의 반감기 47~100시간
Triazolam	0.125~0.25mg	1.5~5.5시간
Flunitrazepam	1mg	18~26시간
Clonazepam	0.5mg	20~50시간

급성 또는 단기 불면증에 대한 치료 효과가 크지만, 6개월 이상 복용하면 내성이 생길 수 있고 장기복용 시 심리적 의존성의 위험성이 있어 4주 이상의 지속적인 사용은 권고하지 않는다. 비렘수면의 3단계인 서파수면을 방해하여 깊은 잠을 못 잘 수 있다. Triazolam은 수면개시장애에 추천함.

항우울제

종류	용량	반감기
Trazodone	25~50mg	5~13시간
Mirtazapine	7.5~30mg	20~40시간
Amitriptyline	10~30mg	10~28시간
Doxepin	3mg~6mg	15.3시간

항우울제의 수면 작용은 주로 항히스타민 작용임.
Doxepin의 3~6mg의 용량에서는 주로 히스타민 수용체에 선택적으로 작용하므로 항우울제 용량에서 나타나는 항콜린성, 항세로토닌성, 항아드레날린성 부작용 없이 진정수면 효과를 나타낸다.

비벤조디아제핀 GABA modulater(Z-class)

종류	용량	반감기
Zolpidem immediate-release	5~10mg	2시간
Zolpidem cotrolled-release	6.25~12.5mg	2.8시간
Eszopiclone	1~3mg	6시간
Zaleplon	5mg~10mg	1시간

수면 유지가 어려운 경우 Eszopiclone이나 졸피뎀 서방정을 선택하고
수면개시장애인 경우는 Zolpidem immediate-release(예 스틸녹스), Zaleplon을 추천.
(발현시간이 15분 ~30분이며 반감기가 가장 짧기 때문.)

멜라토닌

종류	용량	반감기
멜라토닌 서방제제	2mg	3.5~4시간

1일 1회 1정(2mg)을 식사 후 취침 1~2시간 전에 씹거나 부수지 않고 통째로 복용한다. 13 주까지 복용할 수 있다.

1세대 항히스타민제

종류	용량	반감기
Doxylamine	25mg	10~12 시간 (노인은12~15 시간)
Diphenhydramine	50mg	2.4~9.3시간(대략 9시간으로 봄)

반감기가 자료 마다 다를 수 있음. Doxylamine과 Diphenhydramine은 항콜린 부작용을 염두해야 함.

수면에 도움되는 건강기능 식품

1. **감태 추출물** : 폴리페놀의 일종인 '플로로탄닌' 성분이 다량으로 함량 되어있고, 플로로탄닌의 지표성분인 '디엑콜'은 GABA A의 작용을 증가시킴.
2. **미강주정 추출물** : 미강이라 함은 쌀겨를 말하며 쌀겨를 추출했을 때 주요 성분이 감마 오리자놀이며 입면 시간을 줄이고 총 수면 시간을 증가시킴. 작용기전으로는 항히스타민 작용으로 생각.
3. **아쉬아간다 추출물(인도인삼)** : Isopelletierine, Anaferine, Withanolide A 사포닌등이 있어 코르티솔을 낮추고, 불안을 낮추고, GABA에 작용해서 수면에 도움을 준다. 기능(지표)성분은 Withaferin A임.
4. **유단백가수물(락티움)** : 탈지우유에서 카제인을 분리 후 알칼리화시켜서 트립신이라는 단백분해효소로 가수분해시켜 만든 물질이고, GABA A의 작용을 증가시킴.

13 여드름

● 비염증성 여드름
모낭 안에서 Corneocyte(죽은 각질세포)가 과다하게 증식, 축적되어 모낭을 막음. 이 상태를 Microcomedone(미세 면포)이라 함.
1. Black head(Open comedone : 개방성 면포) : Microcomedone(미세 면포)이 모낭의 표피 쪽에 존재하여 산화된 경우.
2. White head(Closed comedone : 폐쇄성 면포) : Microcomedone(미세 면포)이 모낭의 심부 쪽에 존재할 경우.

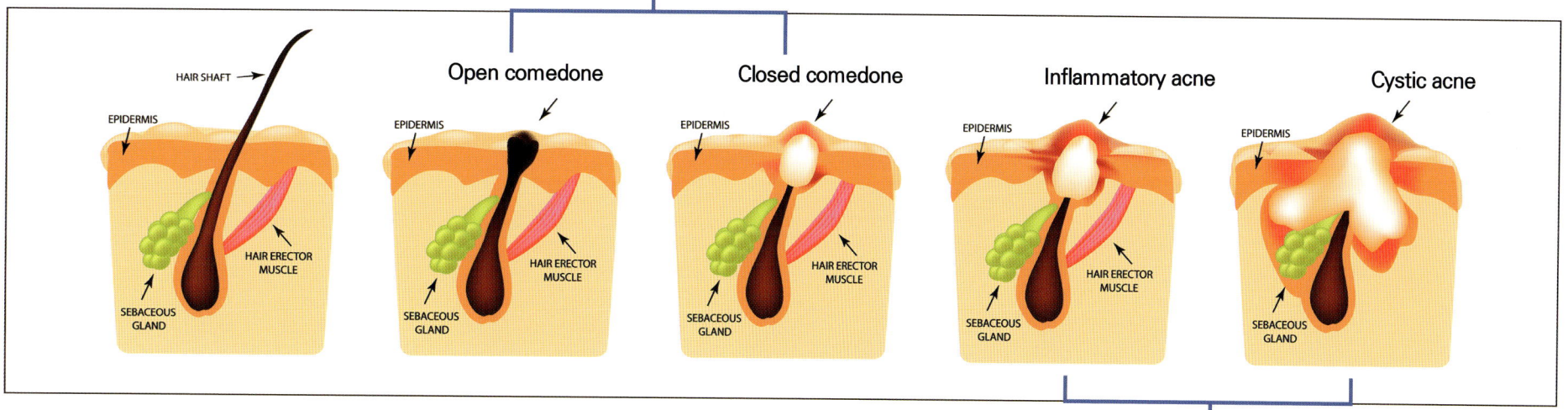

● 국소용 여드름 치료제
1. Benzoyl peroxide : 항균작용, 면포 용해작용, 항염증 작용.
2. Retinoids(1세대 Tretinoin, 3세대 Adapalene) : 광노화작용 억제, 면포 용해 작용.
   (주의 : Retinoids를 바른 후 자극감이 오는 경우는 대개 2주가 지나면 자극이 덜 할 수 있다. Peeling제 동시 사용은 금함.)
3. Azelaic acid : 살균, 미백작용, 피지 생성 억제, 항증식, 경도의 면포 용해 작용.
4. Salicylic acid : 각질 용해 작용, 항염 작용.
5. Ibuprofen piconol : 항염 작용(특히 Lipase의 작용을 억제하여 피지의 중성지방이 지방산으로 대사되는 것을 억제한다고 함.)

● 염증성 여드름
피지와 죽은 각질세포가 엉키면서 모공 주변세포들에게 압력을 가함 ➡
P. acnes이라는 세균과, 표피의 Keratinocyte와 Lymphocytes에서 염증 유발물질인 IL-1α를 분비하고 안드로겐 작용의 시너지 효과로 인해 과각화 증상과 면포형성은 더 가속화 됨.
이때 **구진(Papule)**이 형성되고,
그 후 면역계가 작동이 되고 백혈구에 의해 **농포(Pustule)**가 발생하며,
결절(Nodule)은 딱딱한 돔 모양으로 형성이 되며,
낭종(Cyst)은 모낭이 파괴되어 주머니를 형성함.

14-1 여성 생식기 관련 호르몬의 상관 관계

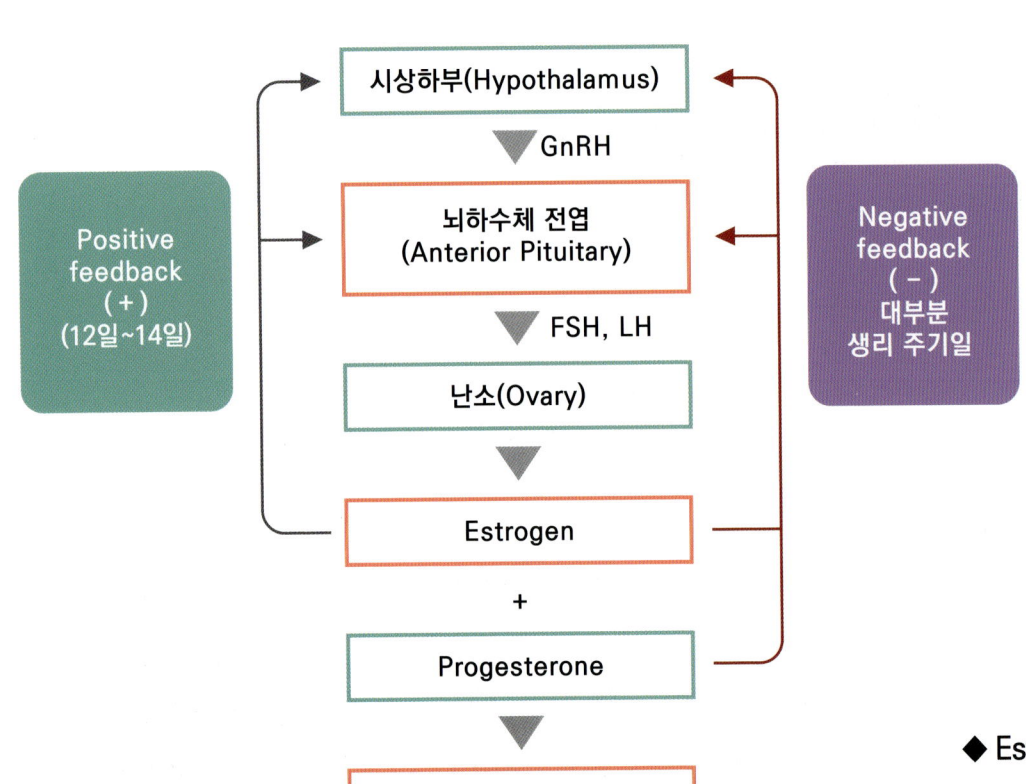

호르몬	분비장소	기능
GnRH	시상하부	FSH, LH 분비 조절
FSH	뇌하수체 전엽	난포 성장 촉진 / 에스트로겐 분비 촉진
LH	뇌하수체 전엽	LH 분비 최고일 때 배란 / 황체 발달로 인해 프로게스테론 분비 촉진
에스트로겐	난소(난포)	자궁 내막 발달 / LH 분비 촉진(난포기) LH와 FSH 분비 억제(황체기)
프로게스테론	난소(황체)	자궁 내막 두껍게 함 LH와 FSH 분비 억제(황체기) Mineralcorticoid antagonist

◆ Estrogen의 종류

1. Estrone(E1): 일반적으로 폐경기 이후 수치가 높아짐. 에스트라디올처럼 에스트론도 여성의 성적 발달과 기능을 지원함.
2. Estradiol(E2): 여성의 생리 주기에서 가장 주요한 에스트로겐으로 가장 강함.
3. Estriol(E3): 주로 임신 후 태반에서 생성함. 에스트리올은 임산부 소변 내 에스트로겐의 90%를 차지.

14-2 생리주기에 따른 난소의 변화

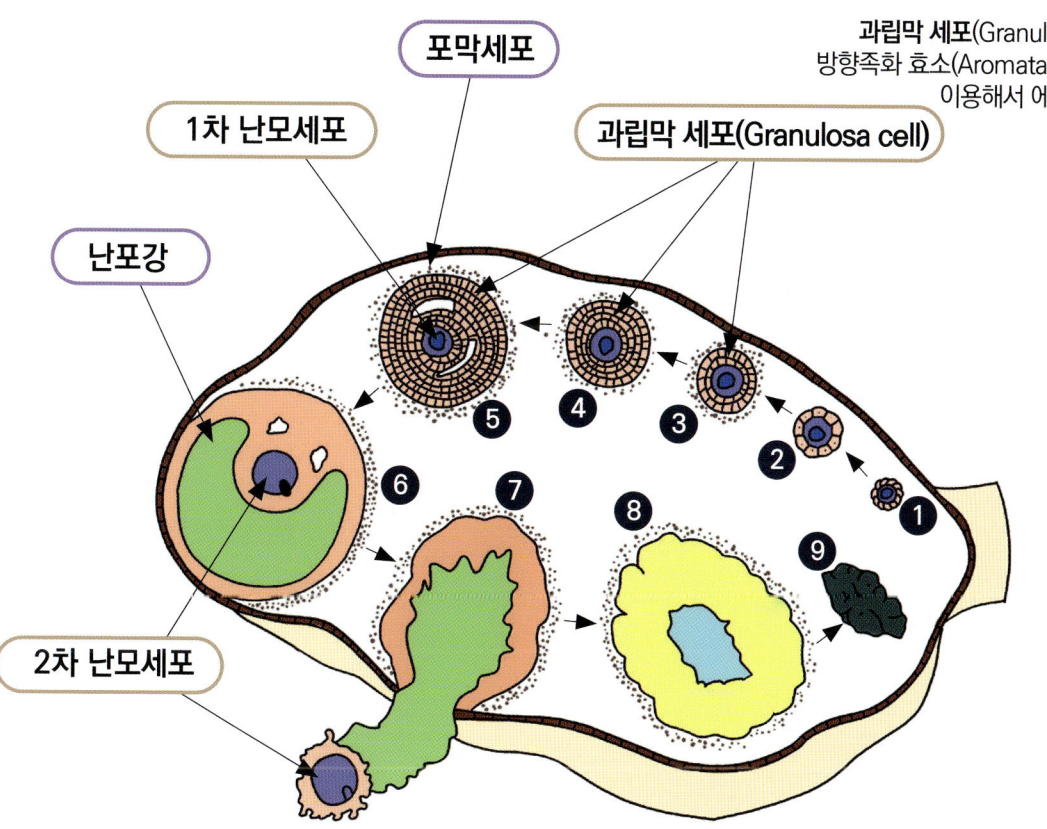

포막세포(Theca cell): LH 영향을 받으며 방향족화 효소(Aromatase)가 적고 안드로겐의 일종인 Androstenedione을 생성.

과립막 세포(Granulosa cell): FSH 영향 받으며 방향족화 효소(Aromatase)가 많아 Androstenedione을 이용해서 에스트라디올을 형성.

1~6 : 난포기(난포가 커지는 기간)
7 : 배란기(배란되는 기간)
8 : 황체기(배란되고 난 후 황체가 되는 기간)

❶ 착상은 배란 후 6~12일 후, 또는 수정 후 7일.

❷ 임신 테스트기 : 배란하고 나서 14일 후(즉 생리 예정일 이후부터) 황체의 퇴화를 막는 hCG가 소변으로 나오므로 양성 유무를 판단.

❸ Early 임신 테스트기 : 배란하고 나서 10일 후 또는 생리 예정일부터 4~5일 전.

14-3 피임약 원리 및 부작용 대처법

● **복합 경구용 피임약 원리** → Negative feedback에 의해 시상하부 GnRH의 분비를 억제

❶ **Estrogen** :
- FSH 분비를 억제하여 우성 난포의 발달을 방해, 자궁내막을 안정화하여 출혈을 최소화 시킴.

❷ **Progestin** :
- LH 상승을 억제하여 배란을 방해.
- 자궁경부 점액을 경화함으로써 자궁경부를 통한 정자의 이동을 방해.
- 자궁내막의 변화와 변경 및 나팔관에서 정자 또는 난자의 이동 변경을 통해 착상을 막음.

◆ **Progesterone과 Progestin의 차이**: Progesterone은 황체와 태반에서 분비되는 천연 호르몬이고 Progestin은 합성 Progesterone을 말한다.

● **복합 경구용 피임약 부작용 시 대처법**

❶ 부종 / 팽만감 / 고혈압 발생 시 저함량 에스트로겐 복용.
❷ 유방통이 심할 때는 저함량 에스트로겐 및 항에스트로겐 작용이 있는 레보놀게스트렐 함유 피임약 사용.
❸ Breakthrough bleeding(비생리기 자궁출혈)이 있을 경우는 우선 3cylcle이 지나면 안정화 된다고 안심을 시키며, 만일 피임약을 변경하고자 원한다면, 저함량 에스트로겐 복용을 확인하고 고함량 에스트로겐 제제 권유.

● **응급 피임약 원리**

❶ **Ulipristal acetate**(엘라원) : Selective progesterone receptor modulator(SPRM)로서 프로게스테론의 결합을 선택적으로 방해.
   1) 120시간 (5일)내에 복용.
   2) 배란을 억제, 배란을 지연, 착상을 저해, 배란 후 투약 시 낙태 촉진.
❷ **Levonorgestrel** : 프로게스틴으로서 자궁 경부의 점액을 끈끈하게 하여 정자의 이동을 막고, 소퇴성 출혈을 유발-72시간 내 복용.

14-4 복합 경구용 피임약 (일반약) 복용을 잊었을 때 복용 방법

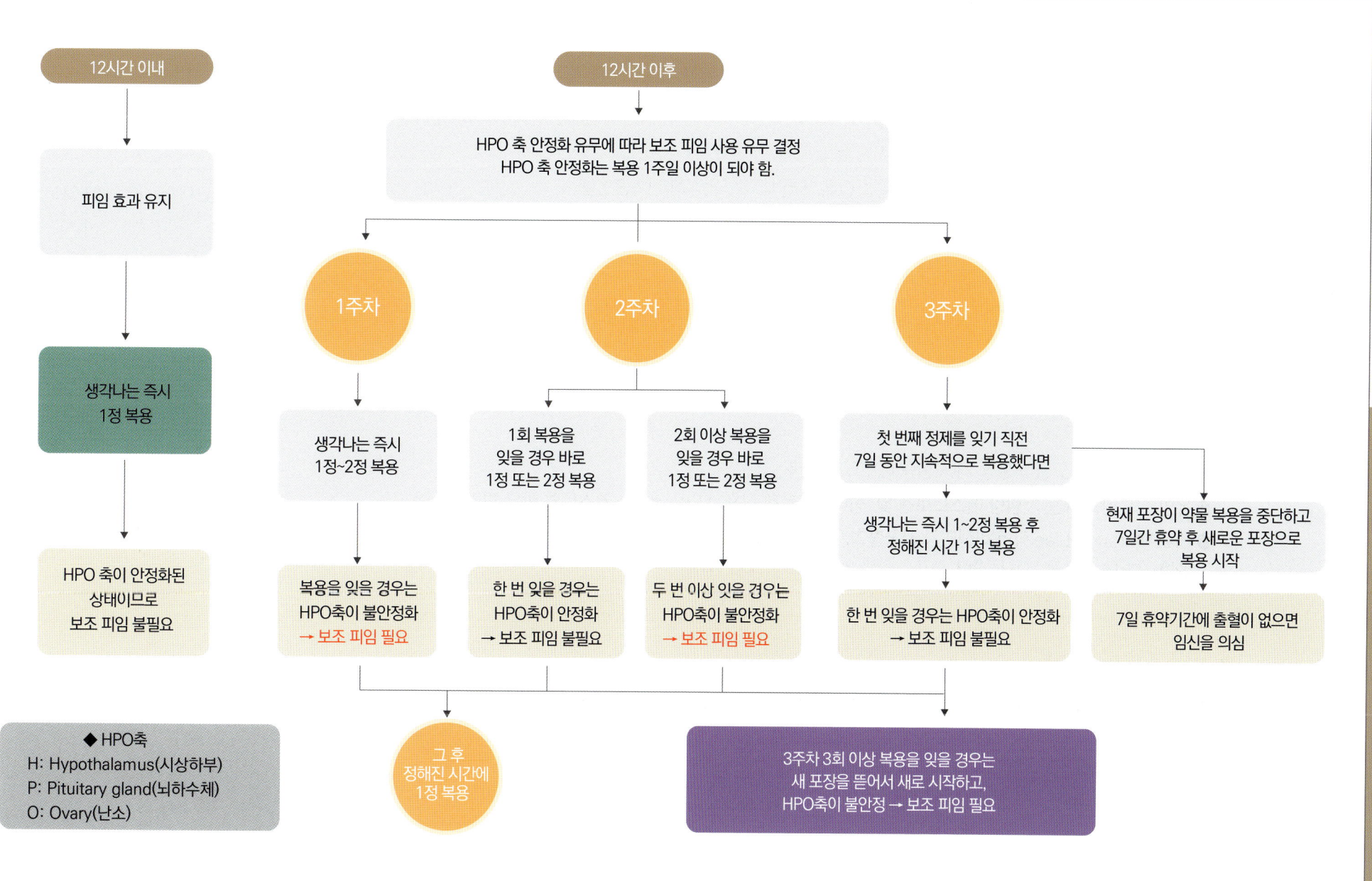

14-5 갱년기 및 갱년기 치료 약물

갱년기는 가임기에서부터 생식능력을 상실하는 폐경기 후로 이행되는 기간으로 폐경 전후 5~15년간을 말하는데(평균 45~65세) 이때 나타나는 여러 증상을 갱년기 증상이라고 한다.

❶ **자궁이 없는 여성**
- 에스트로겐 단독투여.

❷ **자궁이 있는 여성**
- 에스트로겐 + 프로게스틴 복합제 투여.
- 폐경 증상의 치료 및 골다공증 등의 질병 예방을 위해 에스트로겐 투여.
- 자궁 내막 보호를 위해 프로게스틴 투여.
  (단, 티볼론 제제는 프로게스틴이지만 대사되어 에스트로겐과 프로게스테론 작용을 함.)

❸ **폐경 직후 1년 이내 생리를 원할 경우**
- 생리유도가 가능한 크리멘이나 페모스톤 1/10, 2/10 사용.

❹ **생리 불유도**
예) 크리안, 안젤릭, 리비알 등.

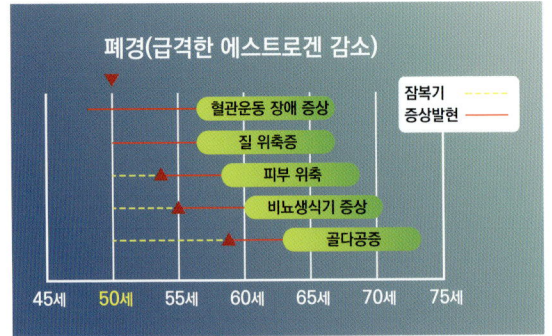

갱년기 지수(KI, 쿠퍼만지수)

순서	증상	상태 정도			
		없다	약간	보통	심함
1	홍조, 얼굴 화끈거림	0	4	8	12
2	발한	0	2	4	6
3	불면증	0	2	4	6
4	신경질	0	2	4	6
5	우울증	0	1	2	3
6	어지럼증	0	1	2	3
7	피로감	0	1	2	3
8	관절통, 근육통	0	1	2	3
9	두통	0	1	2	3
10	가슴 두근거림	0	1	2	3
11	질 건조, 분비물 감소	0	1	2	3

5~10 : 경미한 갱년기 상태 / 10~15 : 중등도의 갱년기 상태 / 15이상 : 심한 갱년기 상태

14-6 갱년기 여성의 건강에 도움을 주는 건강기능 식품

원료명	인정등급	기능(지표)성분	일일섭취량
프랑스 해안송 껍질 추출물	생리활성 기능 2등급	Proanthocyanidin	피크노제놀로서 100~300mg/일
백수오 등 복합 추출물	생리활성 기능 2등급	1) Cinnamic acid 2) Shanzhiside methylester 3) Nodakenin	백수오, 속단, 당귀 열수 추출물로서 514mg/일
석류 추출물	생리활성 기능 2등급	Ellagic acid	석류 추출물로서 6.0g/일
회화나무 열매 추출물	생리활성 기능 2등급	Sophoricoside	회화나무열매 추출물로서 350mg/일
석류 농축액	생리활성 기능 2등급	Ellagic acid	제 2010-40호 석류농축액으로서 40ml/일 제 2014-22호 석류농축액으로서 10ml/일
홍삼	생리활성 기능 2등급	「건강기능식품의 기준 및 규격」 제 3., 2., 2-2 홍삼 적용	진센노사이드 Rg_1, Rb_1 및 Rg_3의 합계로서 25~80mg/일
오미자 추출물	생리활성 기능 2등급	Schizandrin, Gomisin A, Gomisin N의 합	오미자 추출물 로서 783 mg/일

※ 주의 : 대두 이소플라본은 갱년기 여성의 건강에 도움을 주는 것으로 허가를 받지 않았고 뼈건강에 도움을 줄 수 있음으로 허가를 받음

14-7 무월경에서 주요 검사의 의미

프로게스테론 부하 검사에서 양성의 의미

1. 에스트로겐은 정상적으로 분비되고, 프로게스테론이 적게 분비가 되어 무월경이 온다고 가정할 때 프로게스틴(합성 프로게스테론)을 투여하는 검사이다.
에스트로겐의 역할은 자궁내막을 증식시키고, 프로게스테론이 자궁내막을 안정화시키는 작용을 하는데 프로게스틴 투약 후에 중단하면 프로게스틴 혈중 농도가 높았다가 떨어진 상태이고, 이 때 자궁내막이 불안정하여 자궁내막이 탈락되면서 출혈 형태로 나타난다.
이 때를 양성으로 판정하고 프로게스테론 분비에 문제가 있으므로 시상하부-뇌하수체 기능 이상으로 판단함.

2. 프로게스테론 부하 검사를 시행하는 방법
프로게스틴 경구 제제를 7-10일동안 복용하고 투여 후 7일 이내에 질 출혈 유무를 검사함.

에스트로겐-프로게스테론 부하 검사에서 양성의 의미

1. 무월경이 시상하부-뇌하수체 또는 난소의 문제인지 아니면 월경 유출로에 문제가 있는지를 검사하기 위해 시행.
(에스트로겐과 프로게스틴을 동시 투약하면 당연히 출혈이 나올 걸로 예상하고 시행)
이 때 양성(출혈)이면 뇌하수체에서 분비하는 FSH와 LH가 부족하다고 판단해서 시상하부-뇌하수체의 기능정지인지, 아니면 난소의 기능 정지로 인해 난소에서 에스트로겐과 프로게스테론이 분비가 되지 않아 무월경이 오는 것인지를 판단해야 함.
(다음 페이지 그림 참고)
만일 이 에스트로겐과 프로게스테론 부하검사에서도 출혈이 나지 않는 음성이라면 월경 유출로의 이상으로 판단할 수 있음.

2. 접합에스트로겐 1.25mg 또는 2mg의 에스트라디올을 21일간 매일 복용하고 이어서 프로게스틴 제제를 7-10일동안 경구 복용함. 프로게스틴 투여 후 7일 이내 질 출혈 유무를 검사.

무월경 시 주요 검사 순서

1. 프롤락틴측정을 제일 먼저 한다.(임신을 배제한 상태에서 고프롤락틴혈증 유무를 판단)
고프롤락틴혈증이면 무월경, 프롤락틴이 정상이면 다른 검사를 실시한다.
프롤락틴의 혈중 농도가 높으면 무월경이 오는 이유는 난소에서 Granulosa cell(과립막 세포)의 수를 감소 시키고, Granulosa cell(과립막 세포)에서 FSH의 작용을 방해해서 과립막세포에서 생성하는 17β-Estradiol 생성을 억제하고, 부적합환 황체 형성으로 프로게스테론을 감소시켜서 그 결과 시상 하부에 작용하여 GnRH의 파동성 분비를 억제하기 때문이다. 그런데 프롤락틴을 억제하는 호르몬은 도파민인데 항도파민제인 메토클로프라미드, 레보설피리드는 도파민을 억제하여 결과적으로 프롤락틴을 높이기 때문에 부작용으로 무월경이 나타날 수 있음.

2. TSH검사와 프로게스테론 부하 검사를 실시
1) TSH검사를 실시하는 이유는 이 환자가 갑상선 기능 저하증 환자인가를 체크하기 위함.
(TSH가 정상보다 높으면 갑상선 기능 저하증 환자로 의심)
2) 프로게스테론 부하 검사는 무월경 환자의 난소에서 에스트로겐을 어느 정도 생성 하는가를 검사하는 방법이다. 양성이면 시상하부-뇌하수체 기능 부전이며 음성이면 에스트로겐-프로게스테론 부하 검사를 시행.

3. 에스트로겐-프로게스테론 부하 검사
- 에스트로겐-프로게스테론 부하 검사는 자궁 내막의 이상 유무가 시상하부-뇌하수체의 문제인지, 난소의 문제인지를 판단하기 위해 검사하는 방법.
- 에스트로겐을 투여하면 자궁내막은 증식하기 마련이고, 이어서 프로게스틴을 투여 하면 자궁내막이 탈락하면서 출혈하는 성질을 이용한 방법.

14-8 무월경의 진단 방법

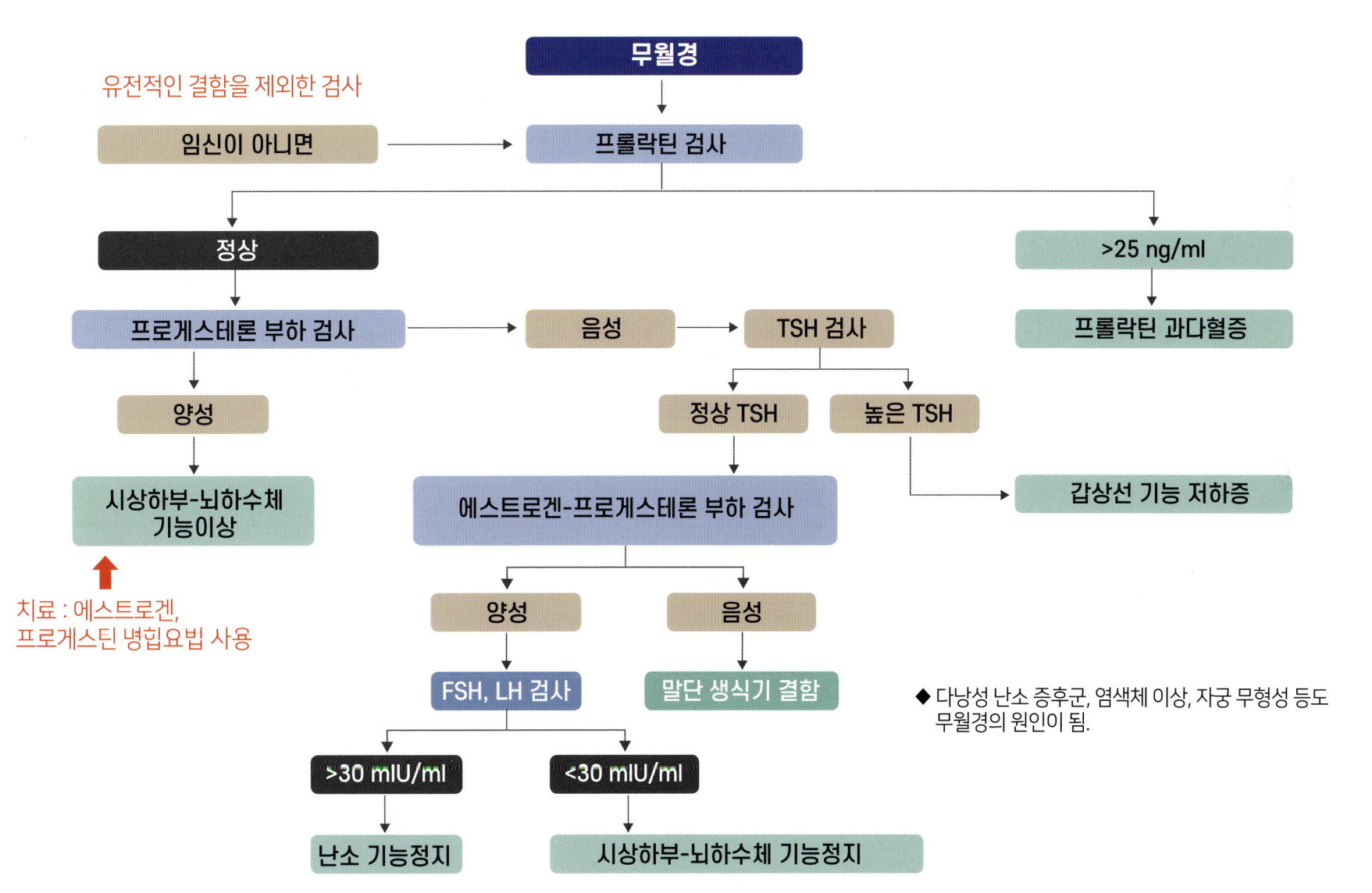

14-9 다낭성 난소 증후군 치료

다낭성 난소 증후군 치료

안드로겐 과다 조절 방법
1. 생활습관 교정과 체중감소
2. 항안드로겐: 스피로노락톤
3. Metformin과 Thiazolidinedione 등의 인슐린 감수성 개선제

자궁내막의 보호
1. 경구피임제
2. 프로게스틴

배란유도
1. Clomiphene citrate
2. Aromatase 억제제: Anastrozole, Letrozole

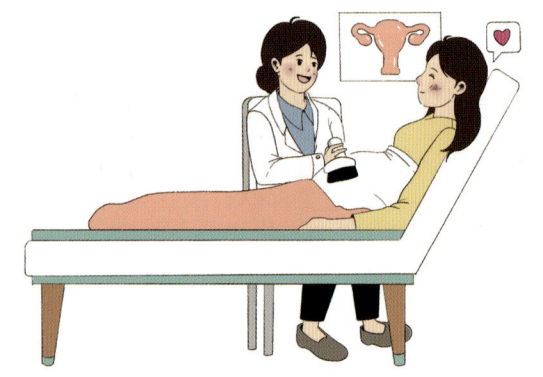

항안드로겐(스피로노락톤, Cyproterone, Flutamide) 경구 피임약과 같이 사용 → 안드로겐 과다

SHBG 합성감소, 분비 감소 → 안드로겐 과다

안드로겐 과다 → Theca cell에서 안드로겐 분비 증가 ↔ 부신에서 안드로겐 분비 증가

→ 혈장 LH증가 ← 경구 피임약

에스트론의 증가로 E1/E2 비율 증가

GnRH 박동성 분비 증가

생활습관 개선, 체중감소, 인슐린감수성 개선제 → 인슐린 저항성

LH 분비 증가 FSH 분비 감소 ← Clomiphene

성선 이외의 부위에서 방향족화 증가 ← 비만

혈장 FSH 감소

경구 피임약 → 자궁내막 증식 및 자궁 내막암 발생

Medroxyprogesteron (프로베라), Dydrogesterone (듀파스톤)

난포 성숙 감소

프로게스테론 감소 ← 지속적 무배란 → 에스트라디올(E2)감소

Aromatase 억제제 (Anastrozole, Letrozole), Clomiphene

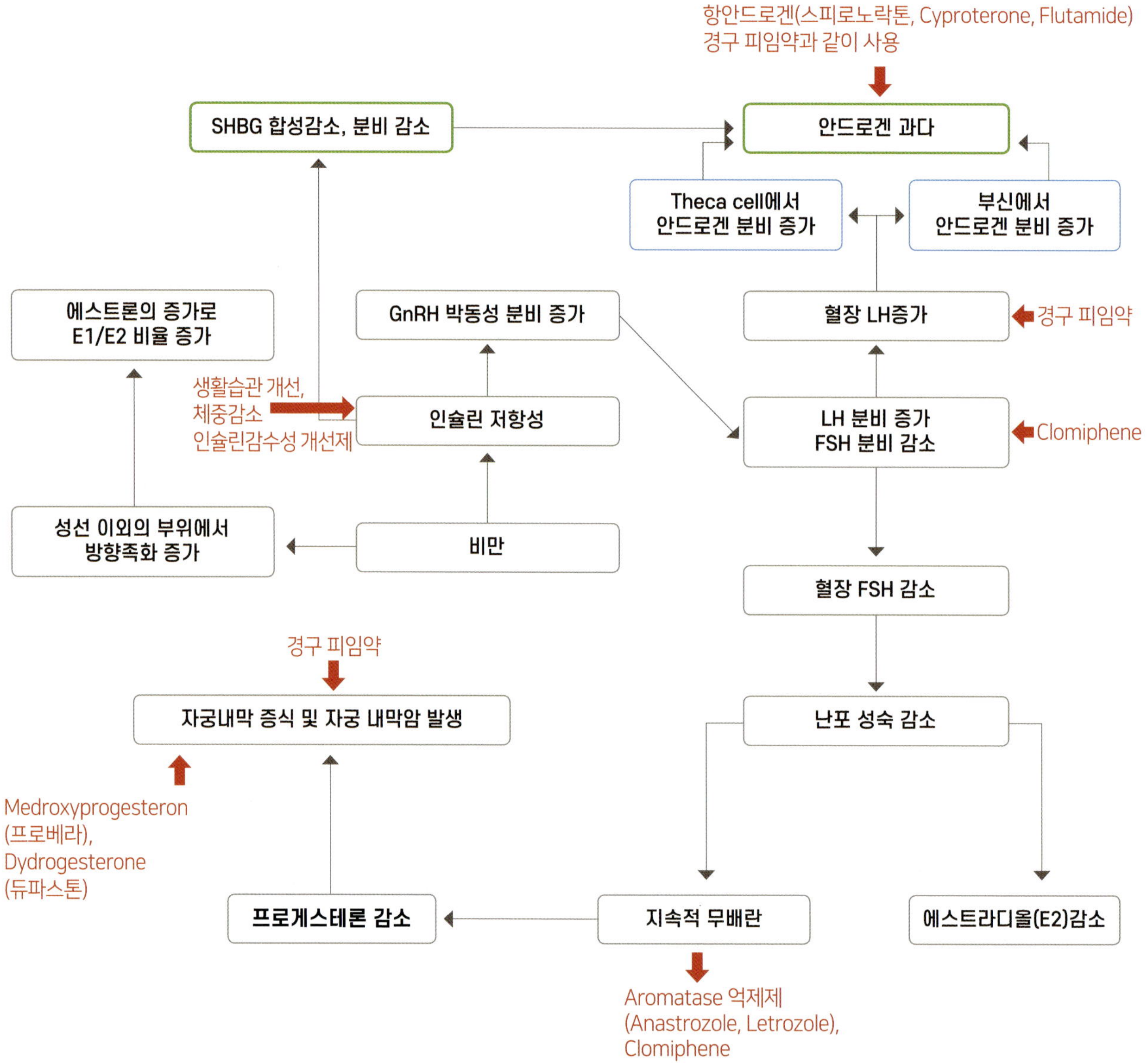

15 오메가 3 제형 및 효과

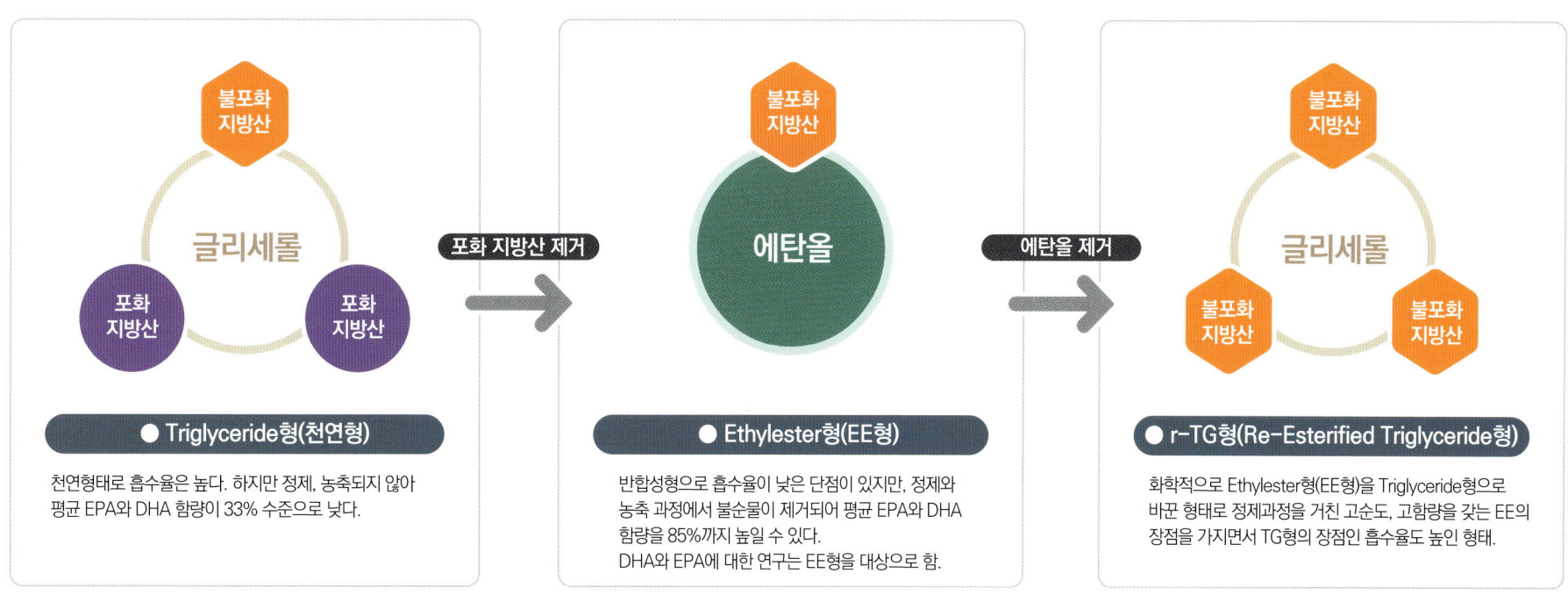

식약처에서 허가한 사항
EPA 및 DHA 함유 유지 : 혈중 중성지질 개선, 혈행 개선에 도움을 줄 수 있음. DHA와 EPA의 합으로서 0.5 ~ 2g.

의약품으로서 오메가 3는 일일 3~5g정도의 용량에서 20~30%의 중성지방 감소 효과.
(PPAR-α를 활성화시켜 베타산화 촉신, VLDL 합성 및 분비 억제.)

연구논문에서 기타 효과(적응증은 아니지만)
항염증작용으로 NF-κB의 작용을 억제시켜 항염증 및 아라키돈산 억제, Rho-kinase의 작용을 억제시켜 혈관을 확장, 혈관 내피 기능 향상, Plaque를 안정화시킴. 골관절염에 효과.

16-1 방광의 구조 및 작용 물질

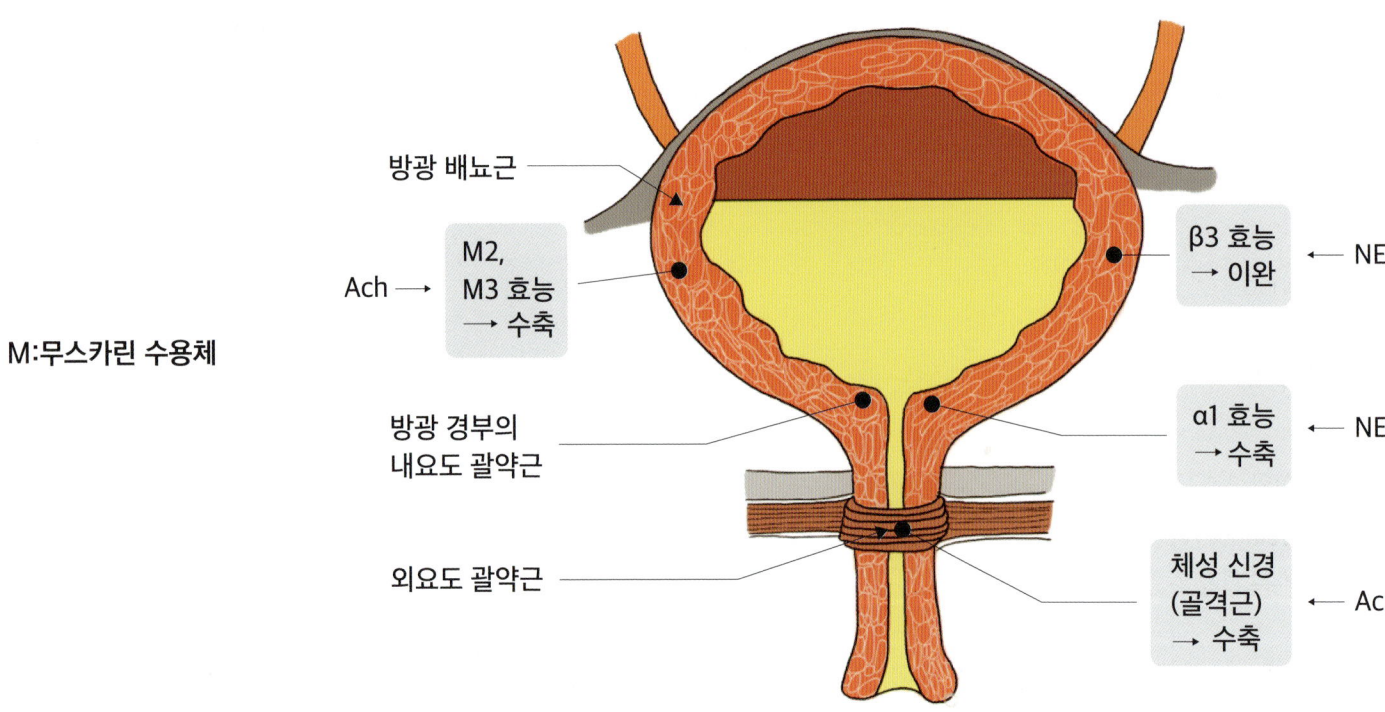

1. 아세틸콜린(Ach)
1) 부교감 신경 효능(M2, M3 효능)으로 방광 배뇨근 수축.
→소변을 나오게 함.
2) 체성 신경 효능으로 외요도 괄약근 수축 → 소변을 안 나오게 함.

2. 노르에피네프린(NE)
1) 교감 신경 효능으로 베타 3 효능에 의한 방광 배뇨근 이완.
→소변을 안 나오게 함.
2) 교감신경(α1)효능으로 방광 경부의 내요도 괄약근이 수축함.
→소변을 안 나오게 함.

16-2 요실금 종류 및 치료제

1. **복압성 요실금** : 분만, 노령으로 골반 저근이나 요도 괄약근의 약화, 전립선 비대증 같은 방광 출구 폐색이나 신경계 손상을 일으키는 질병, 방광 기능을 억제하는 약물을 복용하는 환자에서 발생할 수 있음, 기침할 때 소변이 나옴.
   → 소변을 안 나오게 하는 것이 치료 원칙.

   1) Duloxetine
   2) 폐경 이후 여성은 국소 에스트로겐(오베스틴 질좌제, 지노프로질정)
   3) 교감 신경 흥분제 : Pseudoephedrine, Phenylephrine

2. **일류성(범람성)요실금** : 방광 출구 폐쇄에 의해 소변이 차고 넘치는 증상.
   → 소변을 나오게 하는 것이 치료 원칙.

   1) 알파 1 차단제(내요도 괄약근 이완으로 방광 경부 출구 폐쇄를 이완 시킴)
      - Alfuzosin, Silodosin, Tamsulosin, Terazosin
   2) Bethanechol(방광 배뇨근을 수축시켜 소변을 나가게 함)

3. **절박성 요실금** : 의도하지 않았는데 배뇨근의 갑작스러운 수축이 일어나거나, 방광 자체의 저장 능력 감소, 과민성 방광이 발생 시 절박성 요실금 가능.
   → 소변을 안 나오게 하는 것이 치료 원칙. (방광 배뇨근을 이완시키는 약물을 사용.)

   1) 부교감 신경 차단제(M3 차단제)
      Tolterodine, Fesoterodine, Solifenacin, Imidafenacin, Trospium
   2) 부교감 신경 차단제(M3 차단제) + 칼슘채널 차단제 : Propiverine, Oxybutynin
   3) TCA(삼환계 항 우울제)
   4) 베타 3 효능제 : Mirabegron

16-3 전립선 구조 및 전립선 비대증의 특징

정상 전립선

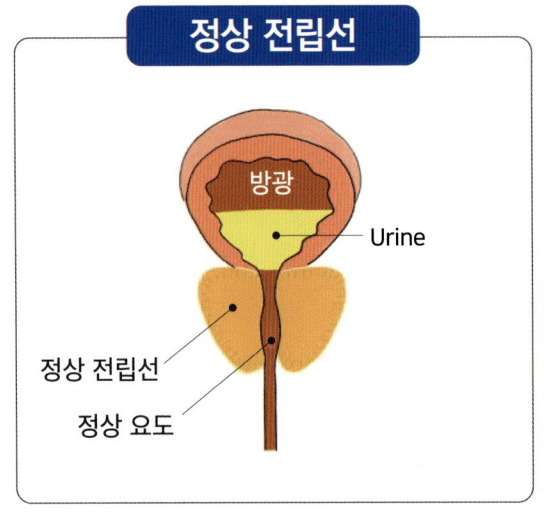

방광
Urine
정상 전립선
정상 요도

전립선 비대증

방광
Urine
전립선 비대
압박된 요도

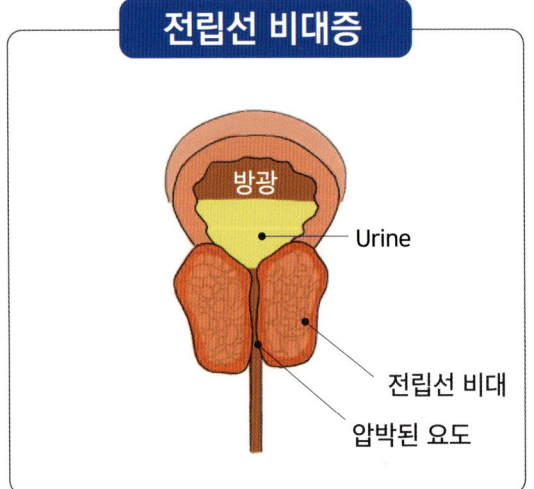

전립선 조직의 구조

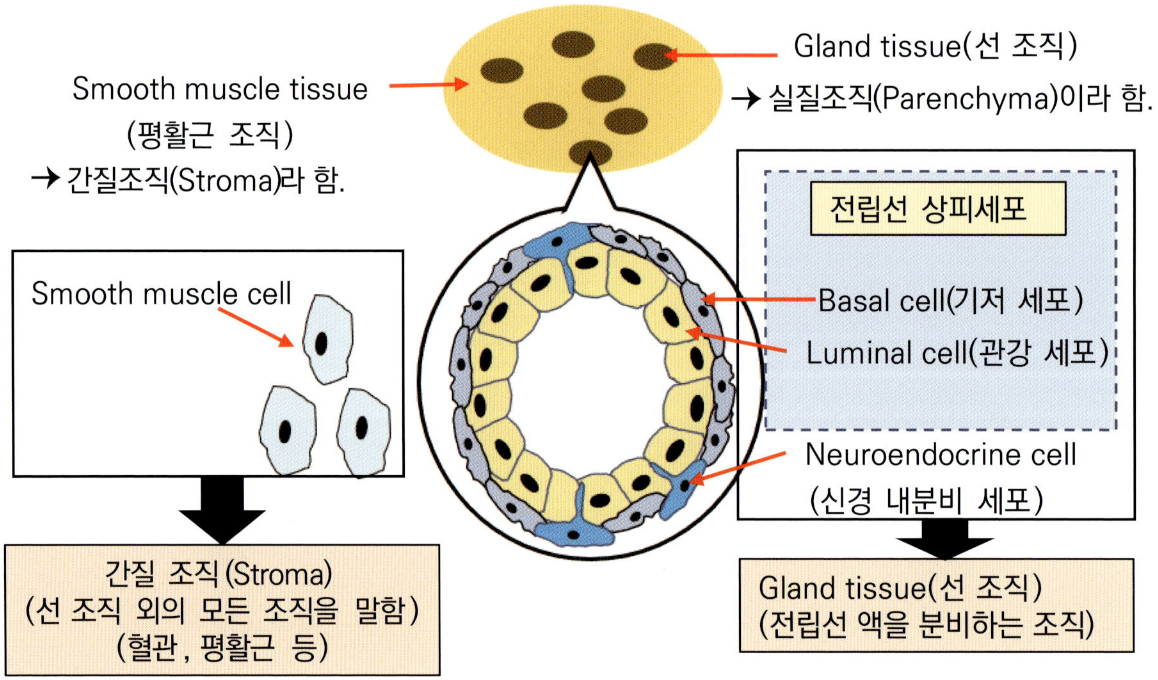

Smooth muscle tissue
(평활근 조직)
→간질조직(Stroma)라 함.
Gland tissue(선 조직)
→실질조직(Parenchyma)이라 함.
Smooth muscle cell
간질 조직(Stroma)
(선 조직 외의 모든 조직을 말함)
(혈관, 평활근 등)
전립선 상피세포
Basal cell(기저 세포)
Luminal cell(관강 세포)
Neuroendocrine cell
(신경 내분비 세포)
Gland tissue(선 조직)
(전립선 액을 분비하는 조직)

16-4 전립선 비대증 병태 및 치료약물

1. **알파 1 차단제** : 전립선 평활근 이완과 방광 경부를 이완시킴. 일반적으로 복용 후 평균 3개월에 증상의 호전을 판단.

DRUG	Receptor Selectivity
Non Selective	
Doxazosin	$α_{1A} = α_{1B} = α_{1D}$
Terazosin	$α_{1A} = α_{1B} = α_{1D}$
Alfuzosin	$α_{1A} = α_{1B} = α_{1D}$
Selective	
Tamsulosin	$α_{1A} = α_{1D} > α_{1B}$
Silodosin	$α_{1A} > α_{1D} >> α_{1B}$
Naftopidil	$α_{1D} > α_{1A} >> α_{1B}$

a) **비선택성 알파 1 차단제 장점**
선택성 보다 비정상적 사정 발생율이 적다.

b) **선택성 알파 1 차단제 장점**
비선택성 보다 기립성 저혈압 발생율이 적다.

c) **Naftopidil의 장점**
$α_{1A}$선택성 알파 1 차단제에서 발생하는 홍채 긴장 저하 증후군 발생율이 높지만, Naftopidil은 $α_{1D}$선택성이 더 높으므로 홍채 긴장 저하 증후군 발생율이 적다.

2. **5α환원효소억제제** : 주로 전립선 크기를 감소시키고, 전립선 크기의 최대 감소는 투약 후 6개월 이후에 나타나기 때문에, 최소 6개월 이상 투약해야 함.
(Finasteride, Dutasteride)

전립선 비대증 병태 생리

1. 정상 전립선의 간질조직 대 상피세포의 비율은 2:1이며 전립선 비대증에서는 5:1이라고 보고됨.
    (간질 조직만 비대가 되는 것이 아니라 5:1의 비율로 상피 세포, 간질 조직 모두가 증식됨.)
2. 전립선 간질의 비대가 발생 시 전립선 간질 조직 중 50%는 평활근 증식에 의함.
3. Luminal cell(관강 세포) : PSA, 전립선 액을 만듦.
4. Basement membrane(기저막) : PSA가 혈액으로 가는 것을 방지. 전립선암은 basal cell에서 분화가 시작됨.
5. 전립선 암이 발생 시 PSA(전립선 특이항원)가 높다는 것은 전립선 암에 의해 기저막이 무너져서 Luminal cell(관강 세포)에서 만든 PSA가 혈액으로 이동함을 이야기 함.

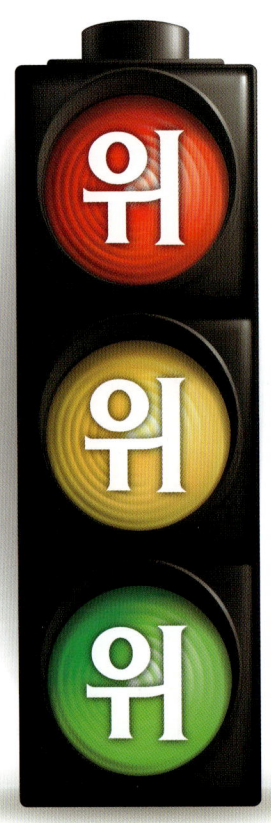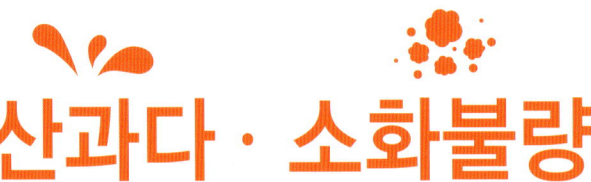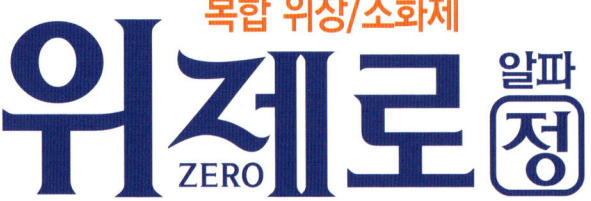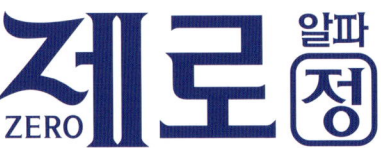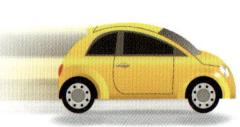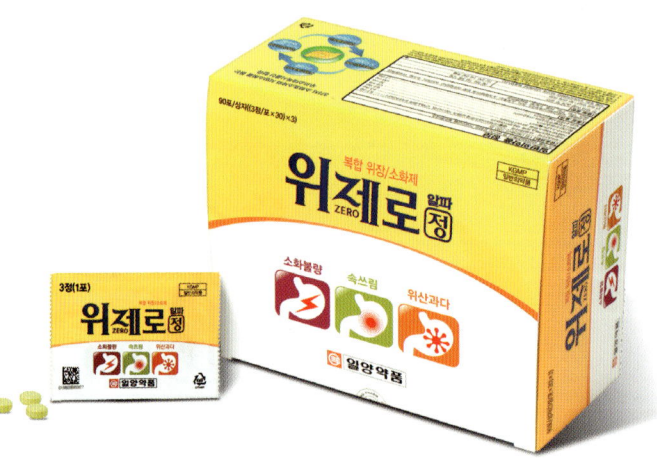

17-1 위식도 역류질환 (GERD)

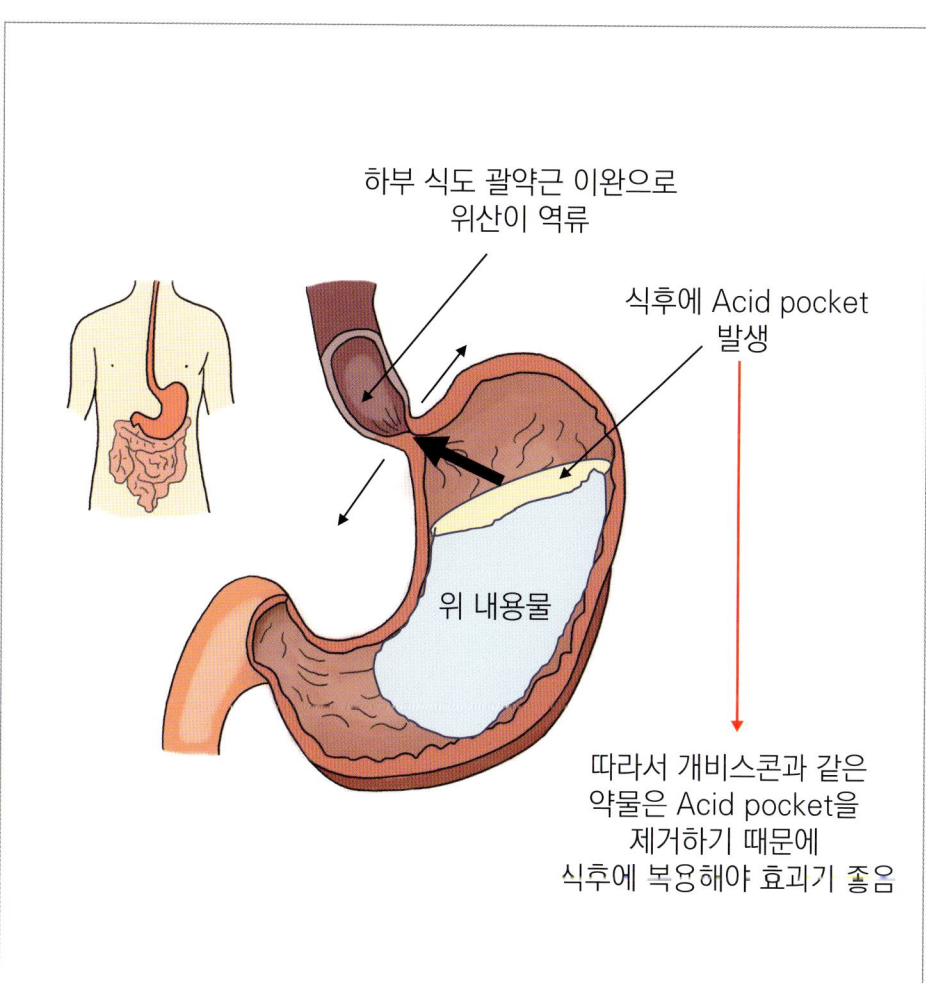

하부 식도 괄약근 이완으로 위산이 역류

식후에 Acid pocket 발생

위 내용물

따라서 개비스콘과 같은 약물은 Acid pocket을 제거하기 때문에 식후에 복용해야 효과가 좋음

1. GERD 원인
하부 식도 괄약근의 약화로 GERD(위식도 역류 질환)가 발생.

2. GERD 유발인자

❶ 하부식도 괄약근의 톤을 감소시키는 인자
- 음식 : 초콜렛, 기름진 음식, 마늘, 양파, 페퍼민트
- 약물 : 평활근 이완 약물 (알파 차단제, 항콜린제, 베타2 효능제, 칼슘채널 차단제, 질산염, 테오필린), 디아제팜, 에탄올, 에스트로겐, 프로게스틴, 니코틴.

❷ 위배출을 지연시키는 인자
항콜린제, 과식.

❸ 위식도 점막의 직접 자극
- 음식 : 매운 음식, 커피, 오렌지 주스, 토마토 주스.
- 약물 : 비스포스포네이트, NSAIDs, 아스피린, 테트라싸이클린.

❹ 위식도 압력 구배의 손상
허리를 구부린 자세, 운동, 비만, 누운 자세, 꽉 죄이는 옷.

3. GERD의 치료 약물
PPI, PCAB, H2항히스타민제, 제산제, 알긴산 나트륨.

17-2 벽세포에서의 위산 분비과정 및 PPI와 PCAB의 차이점

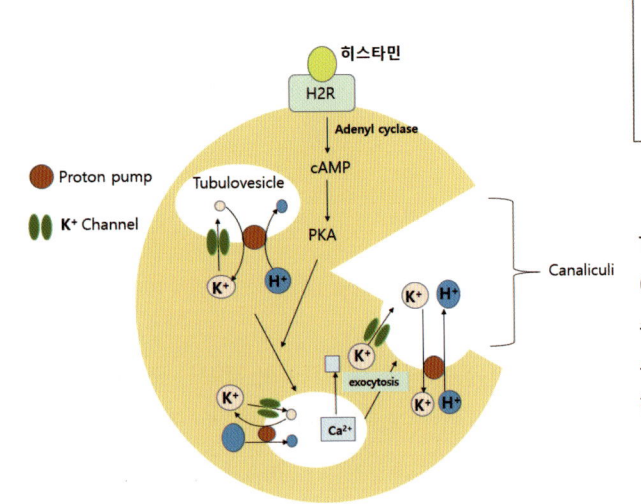

세포질의 소낭(Tubulovesicle)
소관(Canaliculi)
H2 히스타민 수용체(H2R)

Tubulovesicle이 Canaliculi로 이동하여 Proton pump에서 수소와 칼륨이온의 교환으로 수소이온이 분비되어 위산을 형성.

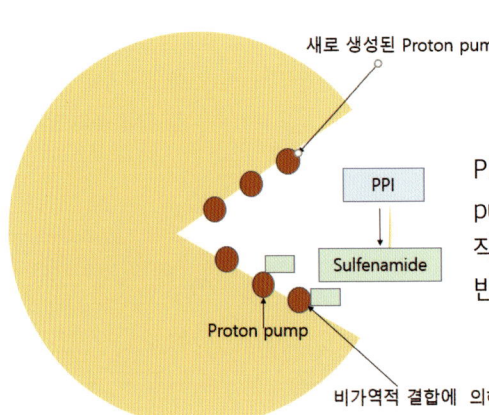

PPI는 Sulfenamide로 바뀌고, 그 후 Proton pump와 비가역적 결합을 하여 Proton pump를 작동 못하게 한다. 작용시간은 1시간에서 1시간 반이기 때문에 야간 산분비 유발 가능성 높다.

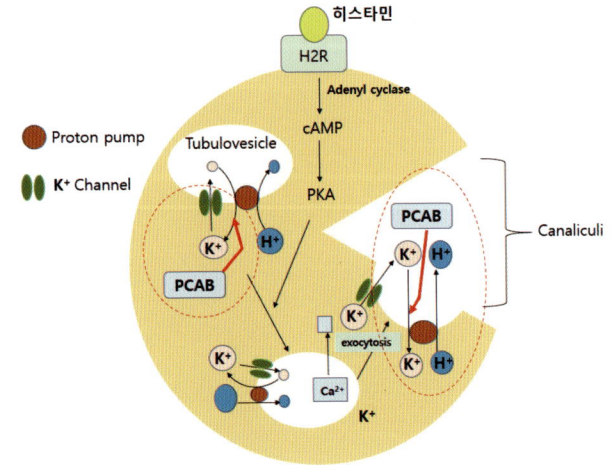

PCAB는 Resting 상태에서 Tubulovesicle에 있는 Proton pump에서의 칼륨 유입을 차단하고, Secreting상태에서도 Canaliculi에서 칼륨이온이 벽세포 안으로 못 들어가게 하여 결과적으로 그 결과 수소이온이 벽세포 밖으로 못 나가게 하는 약물.

레바프라잔(상품명;레바넥스)은 위식도 역류질환에 대해 허가를 못 받았고, 다케다 제약의 보노프라잔(상품명:다케캡), 국내에서 출시한 테고프라잔(상품명:케이캡)이 있으며, 이들 PCAB제제는 PPI와 달리 Canaliculi에서 긴 지속 시간과 야간 산분비 실패가 덜 하다고 알려지며, 식사와 관계없이 복용 가능.

국내에서 위식도역류질환에 허가된 PCAB제제는 Tegoprazan, Fexuprazan이 있다.

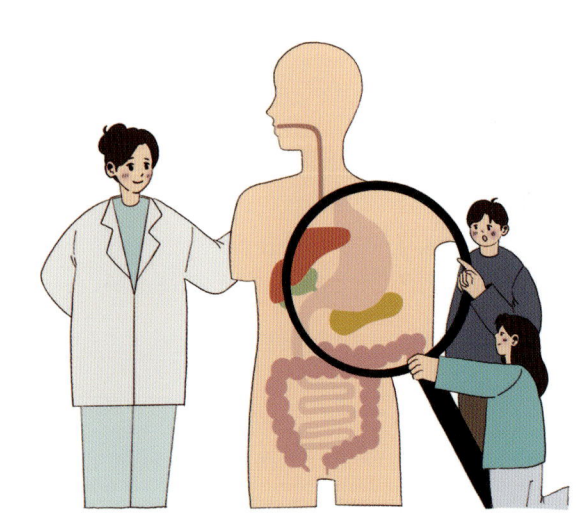

17-3 새롭게 처방되는 위장약인 점액 합성 및 분비 촉진제

1. 에카베트 나트륨 수화물(가스트렉스 과립)

❶ Antibacterial effects : 아목시실린, 에카베트 나트륨 수화물, PPI 삼중요법으로 H. pylori 억제.
❷ H. pylori의 생존을 억제하고, Urease 분비를 억제, 위점막에 Adhesion(부착)을 억제.
❸ 점막 손상 후 재상피화를 증가시킨다.
❹ 위 점막에 강하게 결합.

2. Sulglycotide(글립타이드 정)

❶ H. pylori가 Protease, Lipase를 분비하여, 점막층의 단백질과 지방을 파괴하는데 Sulglycotide가 이들 효소의 작용을 억제.
❷ Mucin과 결합하여 위 점도를 증가시키며 방어층 형성.
❸ Pepsin과 결합하여 불활성화시켜 자가소화를 억제.

3. Isogladin(이르딘 정)

❶ Phosphodiesterase를 억제하여 cAMP를 증가시키고, NO 생성을 증가시키고 위점막의 혈류량을 증가시킨다.
❷ 세포 간 Gap junction(틈새 이음)을 강화하고, 위산에 의한 점막 손상을 억제.
❸ H. pylori에 의한 위 점막 손상 억제 효과.

4. Polaprezinc(프로맥 정)

❶ 점막 손상에 Heat shock protein이 증가해서 보호하는데, 특히 Heat shock Protein 27(HSP 27)과 HSP 72를 증가시켜서 위와 대장 점막에 항염증 작용.
❷ IGF-1을 증가시켜 Wound healing(상처 치유)을 시킨다.
❸ TNF-α에 의해 분비되는 IL-8을 억제, 항궤양, 상처 치유.

5. Teprenone(셀벡스 캅셀)

점액의 구성성분인 고분자 당단백질의 합성과 분비를 촉진하고 인지질의 양을 증가시키며 점막의 중탄산염의 양을 증가시킨다. 또한 프로스타글란딘 합성을 촉진하여 점액분비를 증가시키고, 점막혈류량 증가, Free radical에 의한 위 점막 손상을 억제한다.

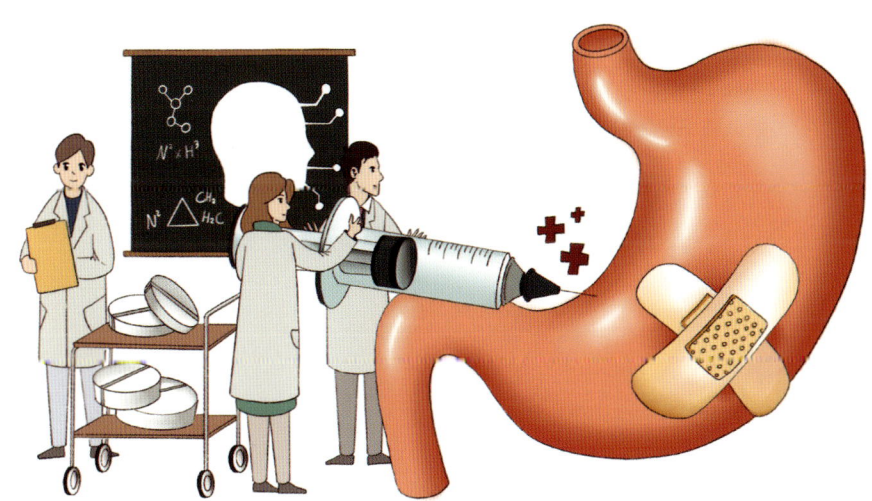

18-1 지단백의 구조 및 종류

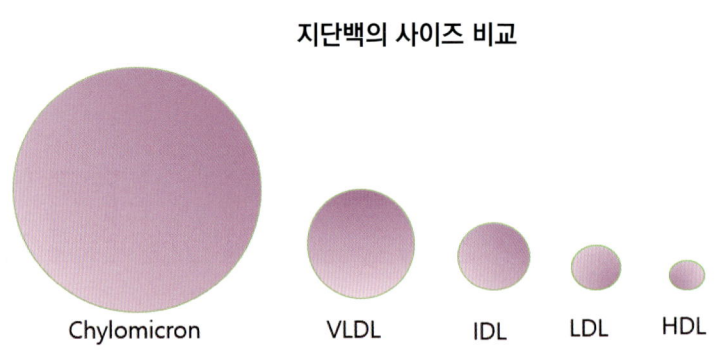

지단백의 사이즈 비교

Chylomicron VLDL IDL LDL HDL

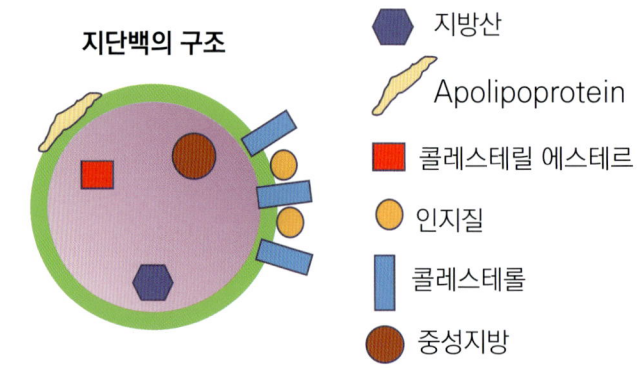

지단백의 구조

- 지방산
- Apolipoprotein
- 콜레스테릴 에스테르
- 인지질
- 콜레스테롤
- 중성지방

1. 지단백의 종류에 따라 Apolipoprotein의 종류, 콜레스테롤, 중성지방의 함량이 다르다.
2. 콜레스테롤과 인지질은 양친매성이므로 지단백 바깥에 존재하고 지방산과 콜레스테릴 에스테르, 중성지방은 친지질성이므로 Lipoprotein(지단백) 안에 존재

▶ 지단백(Lipoprotein)의 종류

◆ 유미지립(Chylomicron)
- 식후 일시적으로 생성.
- 주로 외인성 중성지방 운반.

◆ 초저밀도 지단백(VLDL; Very low density lipoprotein)
- 주로 내인성 중성지방 운반. VLDL이 Lipoprotein lipase와 작용하고 남은 물질은 IDL이 됨.

◆ 중간 밀도 지단백(Intermediate density lipoprotein)
- IDL은 Lipoprotein lipase에 의해 중성지방을 잃었지만 콜레스테롤 에스테르는 유지가 됨.
- 간으로 유입되거나 간에서 Hepatic lipase에 의해 LDL이 될 수 있음.
- LDL처럼 죽종을 형성할 수 있음.

◆ Lp(a)단백질
LDL과 (a)단백질이 디설파이드 결합되어 형성. Lp(a)는 혈액에서 콜레스테롤을 운반하는 단백질이다. 조직 플라스미노겐 활성 물질에 의해 활성화되지 않기 때문에, 혈전 용해를 억제하여 관상동맥질환을 일으킬 수 있다. 보통 LDL-C을 측정한다는 것은 Lp(a) 콜레스테롤 요소를 포함하고 있고, 어떤 환자인 경우는 LDL-C의 상당 부분이 정상적 LDL 보다는 Lp(a) 때문이며 스타틴으로 감소시키지 못 할 수 있음.

◆ 저밀도 지단백(LDL; Low density lipoprotein)
- 관상 동맥 심질환과 직접적인 관계.
- 체내 대부분의 콜레스테롤을 운반.
- LDL 산화에 의해 죽상 경화증을 유발.

◆ 고밀도 지단백(HDL; High density lipoprotein)
- 콜레스테롤을 간으로 보내고, 스테로이드 호르몬을 만드는 부신, 난소, 고환 등에도 보냄.
- 동맥경화증의 예방인자.

18-2 이상지질혈증의 진단 기준 및 해당 약제

1. 순수 고저밀도 지단백 콜레스테롤(LDL-C)혈증

1) 위험 요인이 0~1개인 경우 : 혈중 LDL-C ≥ 160mg/dL 일 때.
2) 위험 요인이 2개 이상인 경우 : 혈중 LDL-C ≥ 130mg/dL 일 때.
3) 관상 동맥질환 또는 이에 준하는 위험
    (말초 동맥질환, 복부 대동맥류, 증상이 동반된 경동맥질환, 당뇨병)인 경우 :
    혈중 LDL-C≥100mg/dL 일 때.
4) 급성 관동맥 증후군인 경우 : 혈중 LDL-C≥70mg/dL 일 때.
5) 해당 약제 : HMG-CoA 환원효소 억제제, 담즙산 제거제(예:Cholestyramine),
    Fibrate계열 약제 중 1종.

2. 순수 고 트리글리세라이드(TG)혈증

1) 혈중 TG≥500mg/dL 일 때.
2) 위험 요인 또는 당뇨병이 있는 경우 : 혈중 TG≥200mg/dL 일 때.
3) 해당 약제 : Fibrate 계열, Niacin 계열 중 1종.

3. 고 LDL-C 및 고 TG혈증 복합형

1) 순수 고 LDL C 혈증괴 고 TG혈증에 해당하는 경우.
2) 해당 약제 : LDL-C 및 TG에 작용하는 약제별로 각각 1종 씩 인정.

*TG:중성지방

Positive risk factor	정의
흡연	
고혈압	BP>140/90mmHg 또는 항고혈압 약물 복용
낮은 HDL-C	<40
CHD 가족력	남 : 55세 이전에 CHD 발생 여 : 65세 이전에 CHD 발생
나이	남자 45이상, 여자 55세 이상

Negative risk factor	정의
높은 HDL-C	<60mg/dL

18-3 이상지질혈증의 종류 및 원인

1. 고콜레스테롤 혈증
1) 기본약제 : Statin.
2) 다른약제 : Cholestyramine, Niacin.
3) 병용요법 : 스타틴 + Ezetimibe 또는 Statin + Cholestyramine, Niacin.

2. 고콜레스테롤 혈증 + 고중성지방혈증
1) 단독요법 : Statin.
2) 병용요법 : Statin + Fibrate, Statin + Gemfibrozil,
   Statin + Niacin, Statin + 오메가 3 지방산.

3. 고중성지방혈증
◆ 기본약제 : Fibrate 또는 Niacin 또는 오메가 3 지방산.

4. 저 HDL 혈증에서 약물 치료를 고려하는 경우
◆ 기본약제 : Niacin 또는 Statin 또는 Fibrate.

> 2018 이상지질혈증 진료지침을 보면 Niacin이 치료 효과면에서 미비하고, 안면홍조와 당대사 이상 부작용으로 삭제됨

이차성 고콜레스테롤 혈증이나 고 중성지방혈증을 일으킬 수 있는 원인

이차적 원인	LDL 상승	중성지방 상승
식사	포화 지방, 트랜스지방 섭취, 체중 증가, 신경성 식욕부진	체중 증가, 고탄수화물 식사, 음주
약물	이뇨제, Amiodarone, Glucocorticoid, Cyclosporine	경구용 에스트로겐, Glucocorticoid, Retinoic acid, 단백질 분해효소 억제제, Anabolic steroid, Sirolimus, Raloxifene, Tamoxifene, 베타차단제, 치아자이드 이뇨제
질병	폐쇄성 간 질환, 신 증후군	만성 신부전, 신 증후군
대사이상	갑상선 기능 저하증, 비만, 임신	조절되지 않은 당뇨병, 갑상선 기능 저하증, 비만, 임신

18-4 이상지질혈증의 치료 약물 기전

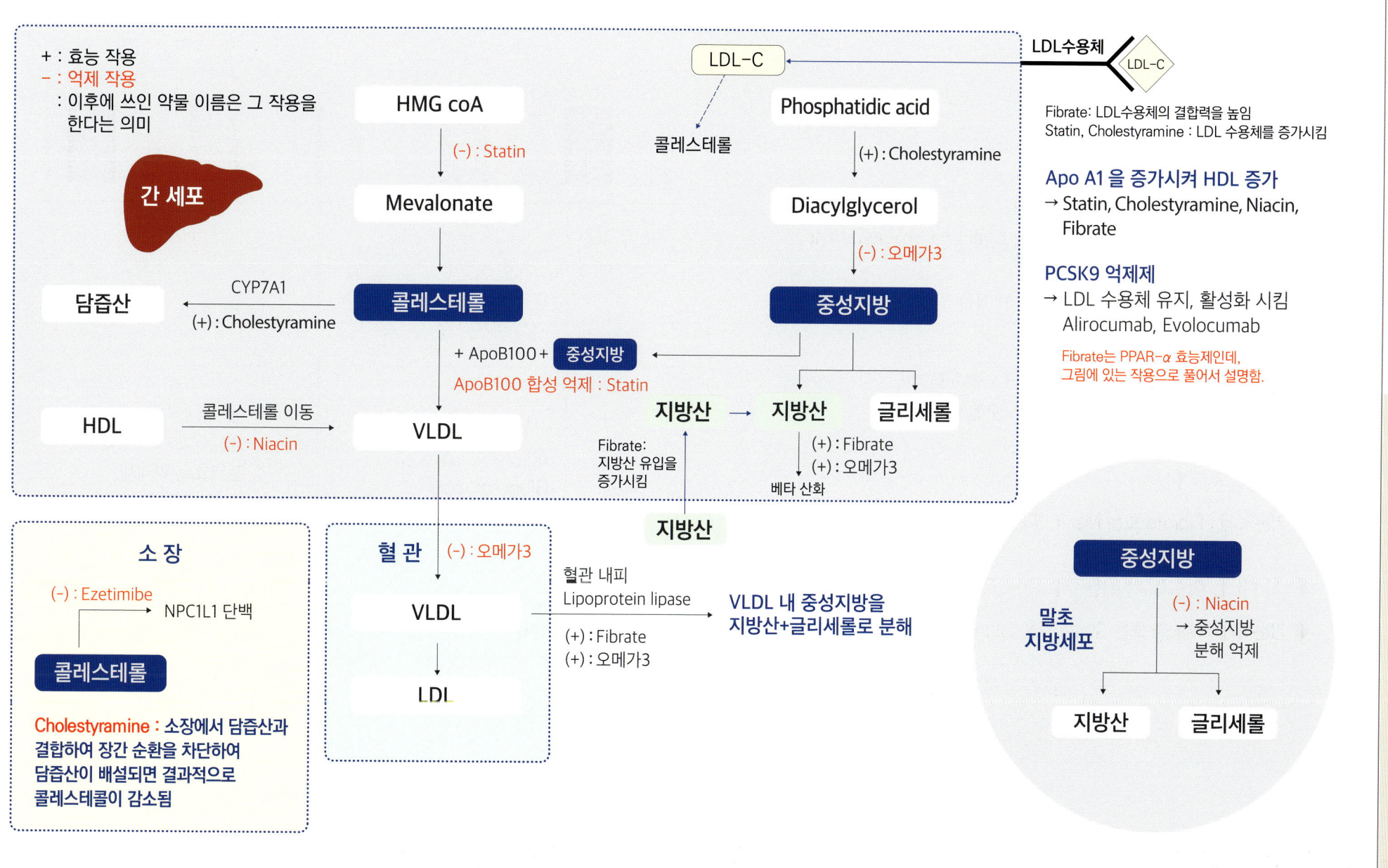

100년의 역사, 잇몸을 조이고 법랑질을 보호하는
라카루트 액티브 치약

라카루트 치약은 **임상시험**을 통해 안전성 검사가 완료된 **세계 최초의 의료용 치약 특허**를 받았습니다. 라카루트의 특별한 황금비 배합 레시피는 단 **3일만에 치아의 표면을 매끈하게 보호하고, 잇몸을 조이며** 통증없는 상쾌함을 느낄 수 있습니다.

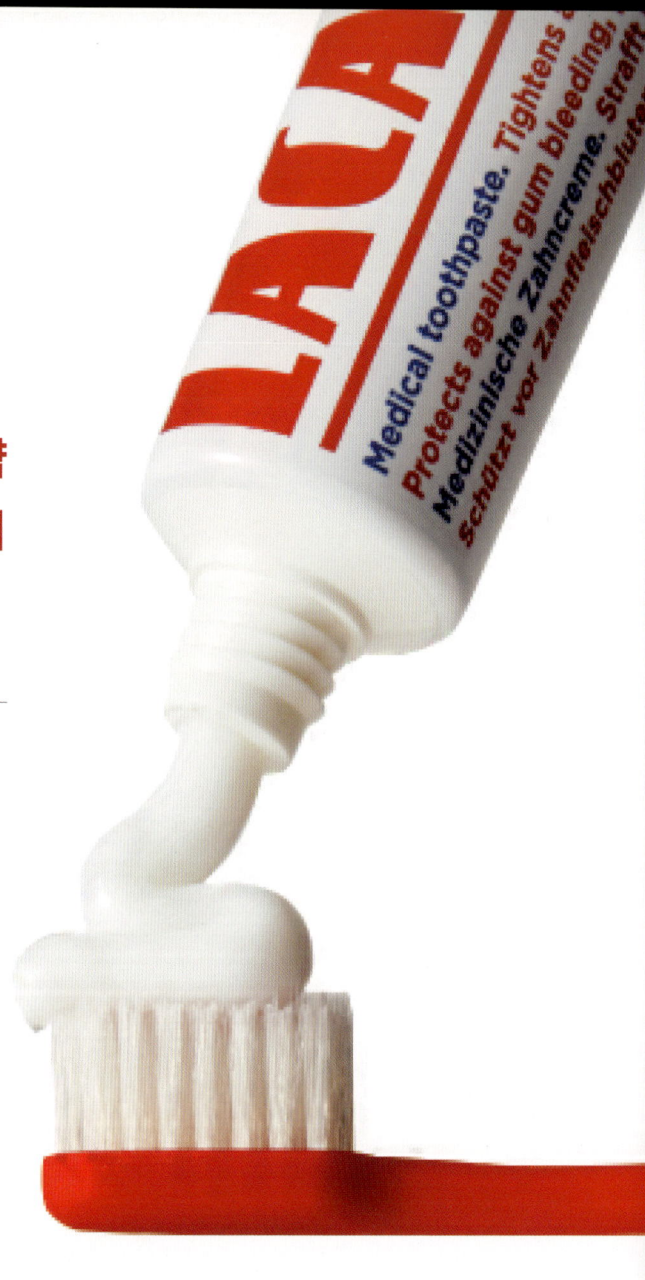

- **플루오르화나트륨, 고불소 1450ppm** (식약처 안전 인증완료)
  충치 예방, 치아 에나멜 재광화, 표면 코팅화

- **알루미늄락테이트**
  예민한 잇몸을 조이며 튼튼하게, 출혈 방지

- **클로헥시딘다이글루코네이트**
  항균작용과 치은염, 플라그 제거 효과

유럽 약국 입점율 1위, 60개국 연간 **6500만개** 판매 치약   MH (주) 미향약품 입점 문의 **02.2253.5001**

19 치아의 구조와 치주질환

Tooth anatomy

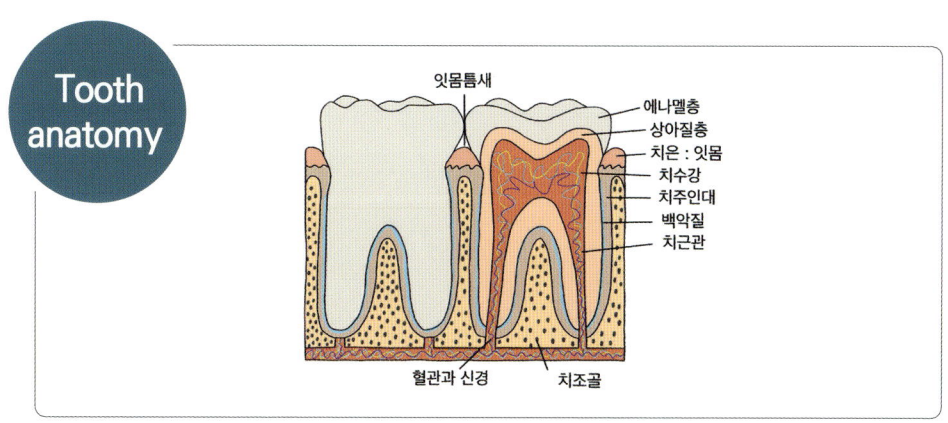

- 잇몸틈새
- 에나멜층
- 상아질층
- 치은 : 잇몸
- 치수강
- 치주인대
- 백악질
- 치근관
- 혈관과 신경
- 치조골

1. 옥수수 불검화정량 추출물	치주인대 손상 방지와 치조골을 튼튼히 함.
2. 카르바조크롬	Thromboxan A2 생성으로 지혈.
3. 비타민C	콜라겐 합성 촉진으로 혈관 강화.
4. 후박 추출물	항균, 항염.
5. 카모밀레 팅크	수렴, 항균.
6. 라타니아 팅크	수렴, 지혈.
7. 몰약 팅크	소염.

The stages of periodontal disease

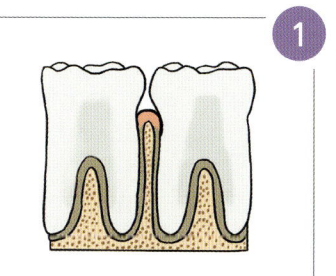

1 건강한 상태

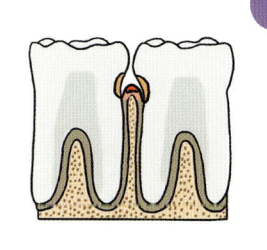

2 치은염 (Gingivitis)

치석이 발생하고 잇몸에 염증 발생.

3 치주염 (Periodontitis)

치아와 잇몸이 분리되고 치은과 주변 조직 염증과 더불어 치주낭이 발생하고 골 소실 발생.

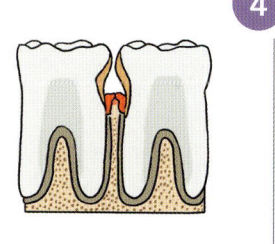

4 심한 치주염 (Advanced Periodontitis)

치은과 주변 조직 염증이 더 심해지며 치주낭은 깊어지고, 심한 골 소실이 발생됨.

치은염 치주염자가 진단(9개중 2개 이상)

1. 식후 제때 양치질을 하나 입냄새가 심하다.
2. 잇몸이 빨갛게 부어있는 것 같다.
3. 잇몸의 길이가 줄어 치아가 전보다 길어 보인다.
4. 치아가 흔들리는 것이 느껴진다.
5. 치아 사이가 벌어지는 것 같다.
6. 음식을 씹을 때 통증이 느껴진다.
7. 차가운 음식을 먹거나 물을 마실 때 치아의 시림 증상이 심하다.
8. 자고 일어나면 입 안이 끈적거리고 이물질이 느껴진다.
9. 염증으로 인해 누르면 고름이 나온다.

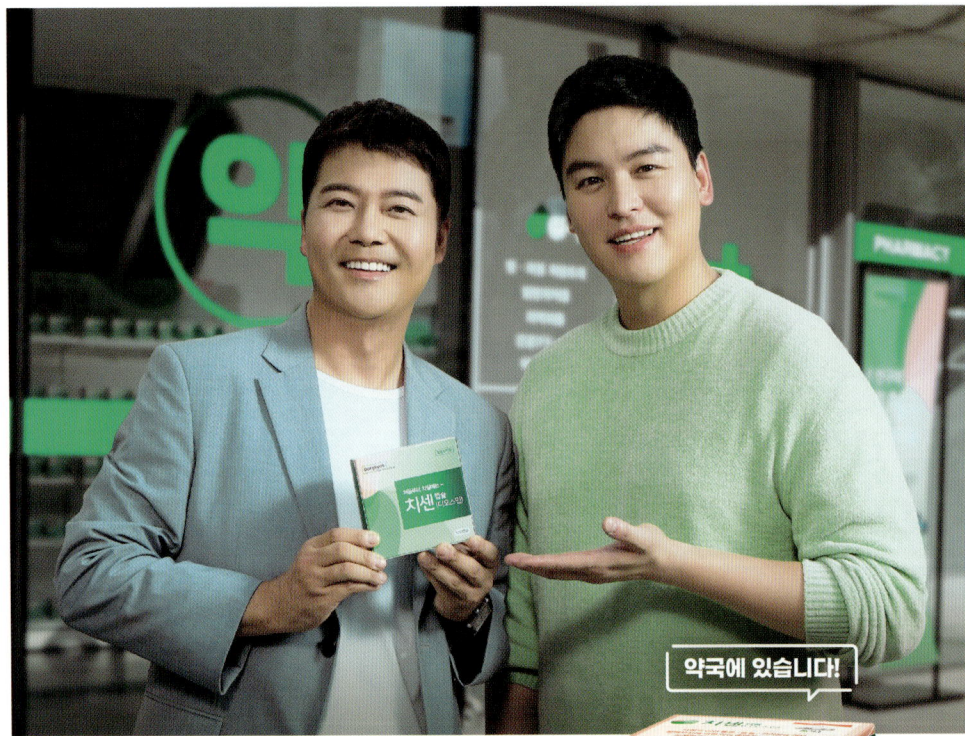
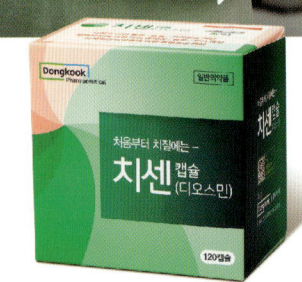
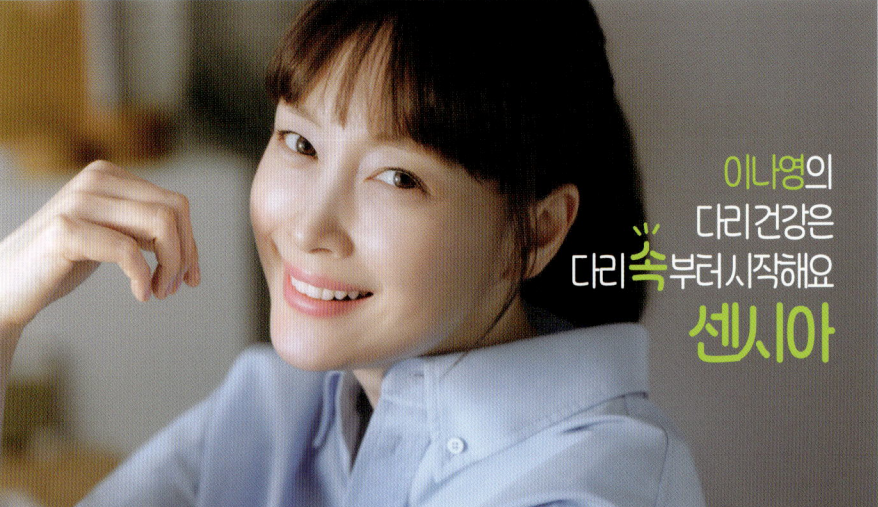
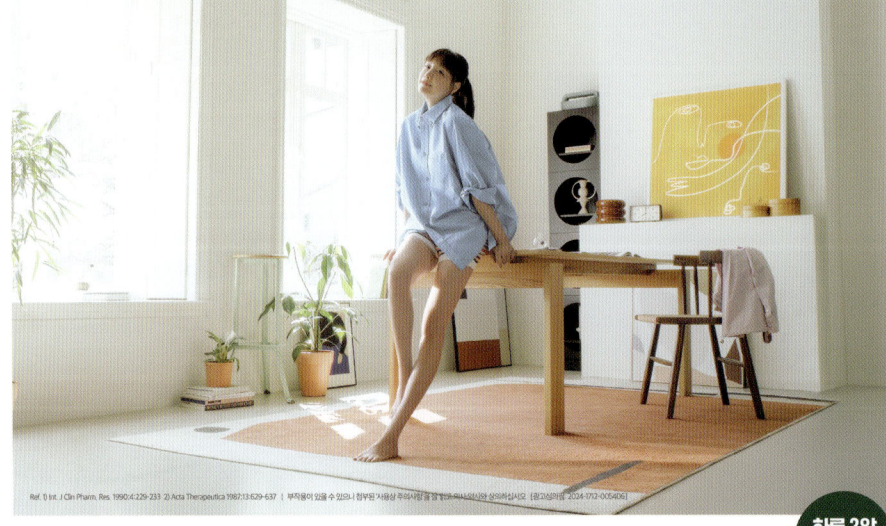
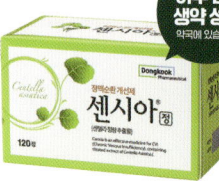

20-1 만성 정맥 질환의 종류

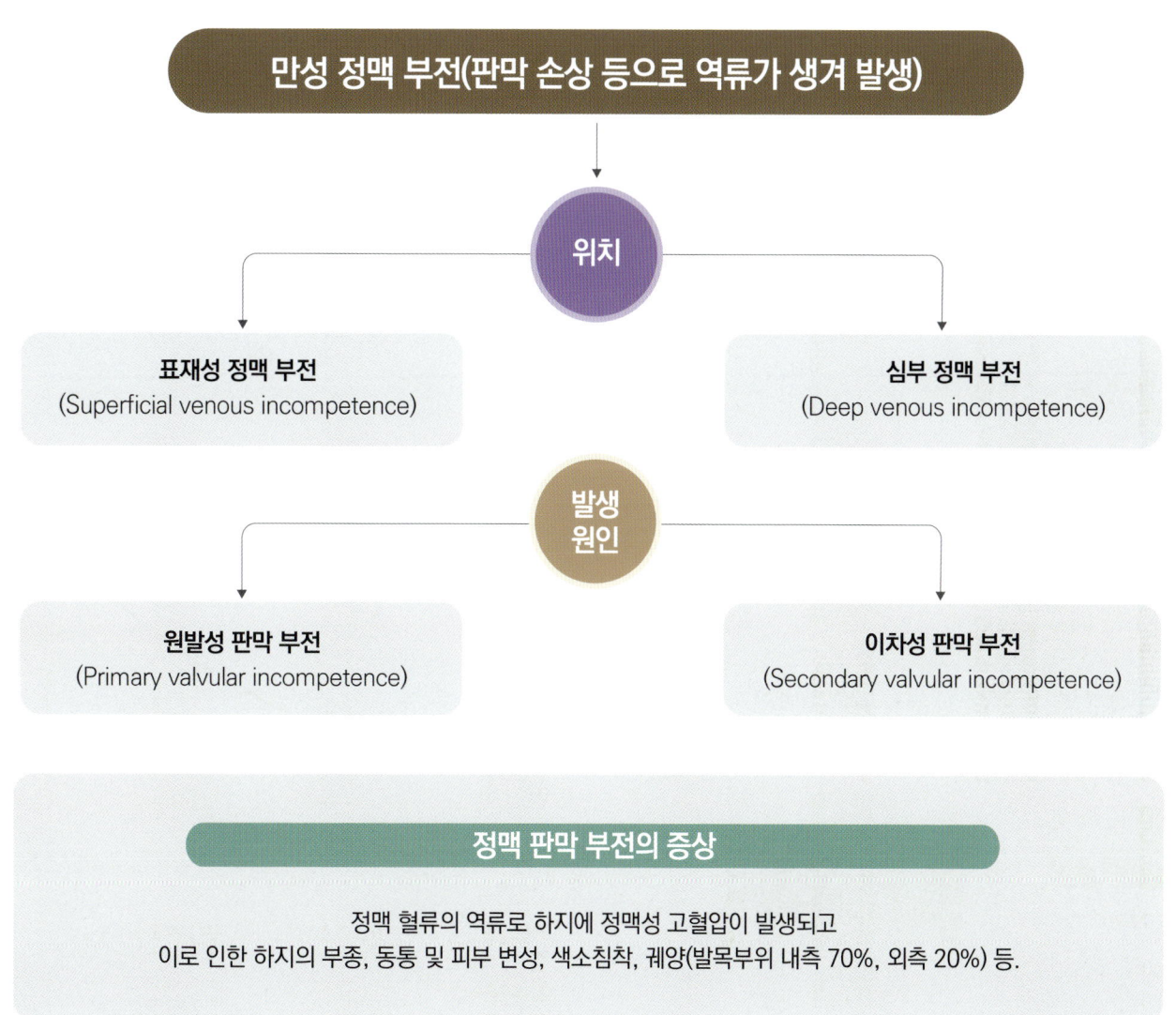

20-2 만성 정맥 질환의 이해

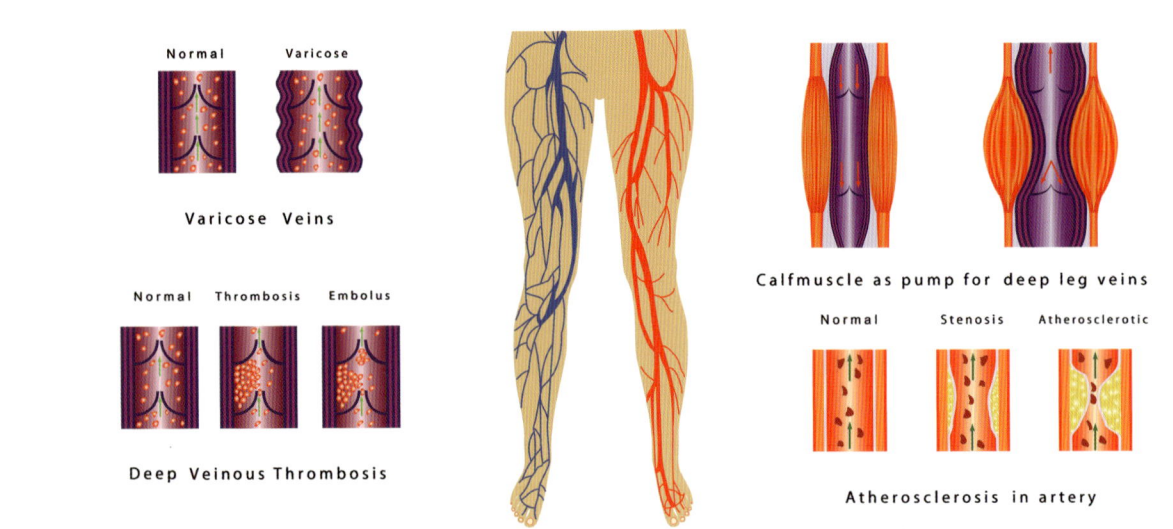

❶ 정맥의 위치에 따른 분류
- 표재성 정맥(피하 지방층에 위치) : 근육(골격근)에 둘러 쌓여 있지 않아 근육(골격근)에 압착 작용을 하여도 강제로 심장 쪽으로 흐르지 않음. 표재성 정맥의 혈액은 심부 정맥의 혈액보다 더 느리게 흐른다.
- 심부 정맥 : 피부에서 보이지 않는 깊숙한 혈관이고 주로 골격근과 뼈에 나란히 위치한다. 동맥에서 나온 피가 심부 정맥을 통해 심장 쪽으로 보낼 때 종아리 근육(비복근이나 가자미근)이 중요한 역할을 한다.
- 교통 정맥 : 표재성 정맥과 심부 정맥을 연결.

❷ 대표 질환
- 하지 정맥류 : 정맥 부전증의 일종으로 정맥 고혈압이 지속되어 피부 밖으로 혈관이 돌출되고, 쑤심, 가려움 또는 압통을 유발.
- 만성 정맥부전증 : 다리의 혈액이 정체되면서 정맥 고혈압이 만성적으로 일어나는 증상.
- 정맥염후 증후군 : 깊은 혈관의 염증이 있은 후 그 후유증으로 발생한 병적 상태. 혈전이 생겨 정맥압이 높아지고 만성으로 정맥의 기능 부족증이 나타난다. 다리 부위에 가장 흔한데, 다리의 부종이나 통증, 자색반, 색소 침착 따위가 나타난다.

① 하지정맥류에 도움되는 일반의약품

미세 정제 플라보노이드 분획물(MPFF) : 디오스민의 흡수율을 높이기 위해 입자 크기를 2μm이하로 미분화 시켰으며, 디오스민 90%와 헤스페리딘 10%로 구성. (450mg diosmin plus 50mg hesperidin)

② 하지부종에 도움되는 일반의약품 성분

- 디오스민
- 트록세루틴
- 센텔라 아시아티카
- Vitis vinifera Leaf dry Ext (예:안티스탁스)

20-3 만성 정맥 질환의 분류

만성 정맥 질환의 분류(CEAP classification;Clinical-Etiological-Anatomical-Pathophysiological)

아래 그림은 CEAP 분류 중에 C, 즉 Clinical(임상적) 분류를 이야기하며 주로 이 분류를 사용함

C0
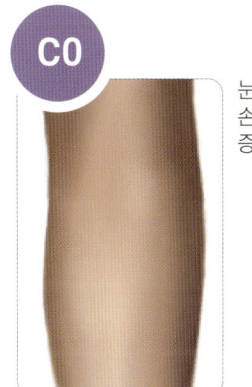
눈에 보이는 증상이나 손으로 감지할 수 있는 증상이 없다.

C1
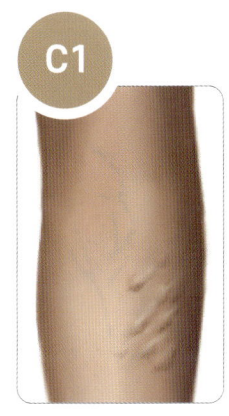
Telangiectasia
거미모세정맥이라 하며 확장된 1mm 직경 이하의 피내 혈관.

Reticular veins
망상정맥이라 하며 직경 1~3mm의 꾸불꾸불한 정맥.

C2
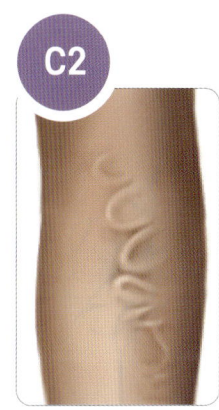
Varicose veins
선 자세에서 측정했을 때 3mm 직경 이상의 확장된 피하 정맥.

C3
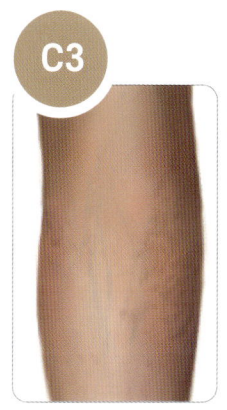
Edema
피부와 피하지방에 수분의 과다로 붓는 현상으로 주로 발목 주변이나 발 종아리 부위 발생.

C4a
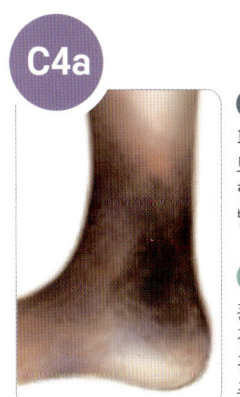
Pigmentation
피부에 어두운 갈색이나 보라색의 색소 침착으로 혈액의 혈관 외 유출로 발생되고 주로 발목 주변 발생.

Eczema
홍반성 피부염으로 심할 경우 진물이 나거나 물집이 잡히는 경우가 있다.
주로 치료되지 않은 만성 정맥 환자에게 자주 나타남.

C4b
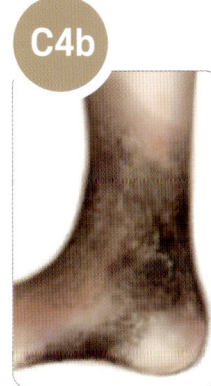
Lipodermatosclerosis
국소적 만성 염증반응으로 피부 및 피하조직의 섬유화로 인해 하지 피부에 흉터나 구축으로 나타남

Atrophy blanche
국소적이며 원형의 흰색의 피부위축(atrophy)으로 확장된 모세혈관으로 둘러 싸여 있고 때로는 과다 색소 침착을 보이기도 한다.
종종 치유된 궤양과 혼동됨.

C5
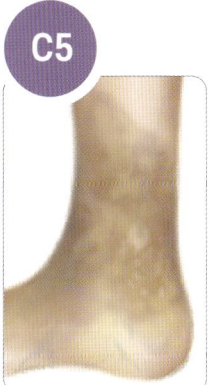
Healed Venous ulcer
궤양이 수복됨.

C6
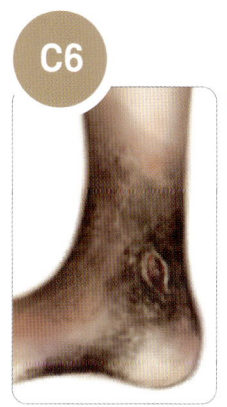
Active venous ulcer
궤양이 활동 중.

C1~C4b까지는 MPFF 계열 약물로 치료가능, C5~C6인 경우는 압박 요법을 하지 않는 경우에도 Pentoxifylline이 상처 치유 효과가 있고, MPFF 계열 (미세 정제 플라보노이드) 약물도 효과가 있음

[일반의약품]

정맥·림프 순환 장애로 인한
붓기 & 통증 개선
뉴베인액

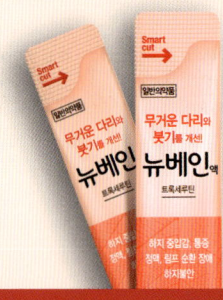
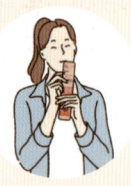 액상형으로 빠른 흡수와 효과 누구나 먹기 쉽게!
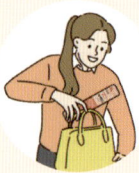 스틱형파우치로 간편하게 1일 1포!

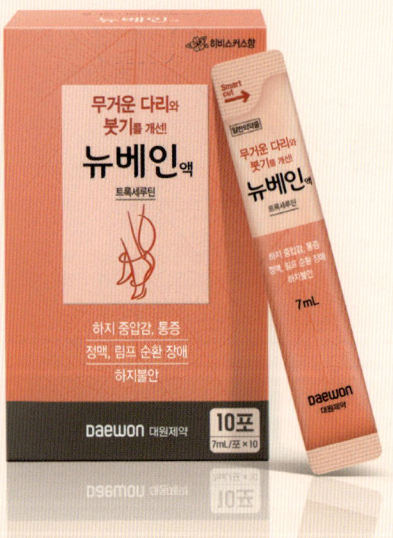

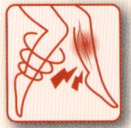 림프순환장애로 인한 **붓기**
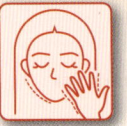 정맥순환장애로 인한 **다리부종 및 통증**
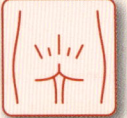 **치질 증상**

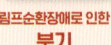 **daewon 대원제약**

뉴베인의 효과

뉴베인액은 아래 증상들의 완화에 효과가 있습니다.

정맥순환장애 — 림프순환장애 — 치질

정맥순환장애
- 다리 부종 및 통증
- 하지 둔중감(무거움)
- 다리 저림 및 쥐남
- 하지 혈관 돌출
- 가려움, 열감 등의 감각이상

림프순환장애
- 림프부종(팔, 다리등)
- 암 재활 시 림프 부종
- 수술/시술 후 부종 및 통증
- 생리 전후 붓기

치질
- 항문 붓기 및 출혈
- 항문 가려움증
- 항문의 피부 늘어남

뉴베인을 함께 권해주세요

성형붓기	**당귀수산, 아티초크**, 트립라인, 브루나, 배농산과 함께 붓기 제거 효과
잇몸붓기/치통	잇몸 붓기, 발치 붓기 등으로 **인사돌, 이가탄** 복용 시 병용 추천
타박상	**멍 연고, 에어파스** 병용 시 더욱 빠른 피부 붓기 완화
충혈	**나조린** 구매자에게 뉴베인 병용 추천 시 더욱 빠른 충혈 완화 효과
생리통	트록세루틴의 생리 붓기 완화 효과로 생리 **진통제** 복용 시 병용 추천
다리저림/쥐남	**마그네슘**과 함께 복용하여 혈행 및 근육에 의한 쥐남, 저림 완화
치질	**푸레파인 연고, 헤모렉스 크림**과 병용 시 초기 치질 증상 완화

04808 서울특별시 성동구 천호대로 386 대원제약㈜ / TEL 02-2204-7000 ※ 자세한 내용은 홈페이지를 참조하세요. www.daewonpharm.com / www.newvein.co.kr
※ 본 인쇄물은 보건의료전문가를 대상으로 제작배포 되었습니다.

DW_240613_V.0000

21-1 철분제 흡수 기전 및 제형

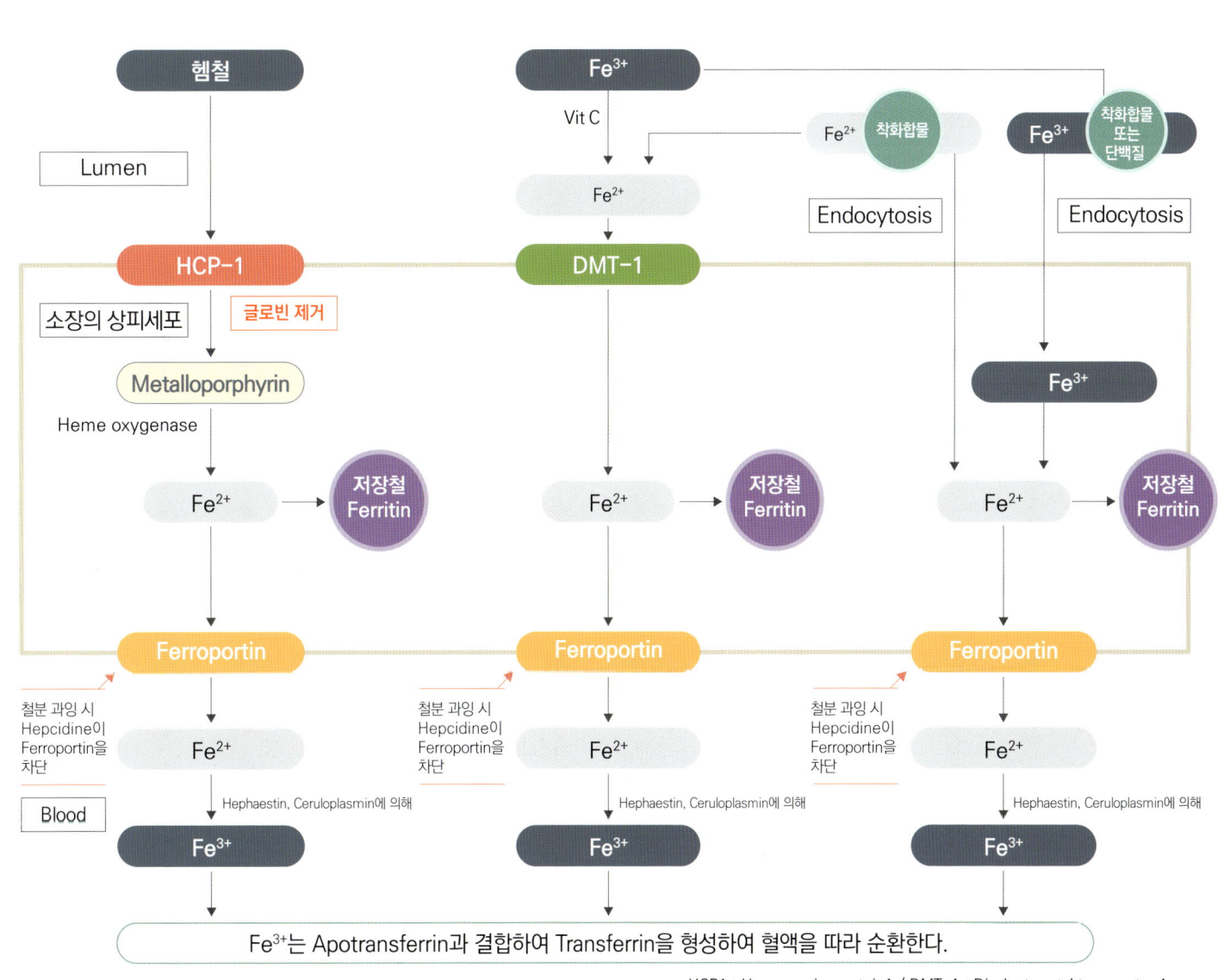

21-2 철분 제제의 종류 및 흡수 과정

비헴철				헴철
2가철(제1철)		3가철(제2철)		2가철(제1철)
무기철 (2가철)	유기철(착화합물) → 생체 이용율을 높이기 위함.	유기철(착화합물) → 생체 이용율을 높이기 위함.	유기철(단백철) → 이온화를 거치지 않음.	
소장 점막의 DMT-1을 통해 흡수.	소장 점막의 DMT-1을 통해 흡수, Endocytosis에 의해 흡수.	Endocytosis에 의해 흡수.	Endocytosis에 의해 흡수.	소장 점막의 HCP-1을 통해 흡수.
• Ferrous sulfate • Ferrous chlorate	• Ferrous ascorbate • Ferrous aspartate • Ferrous fumarate • Ferrous gluconate • Ferrous succinate • Ferrous citrate • Ferrous glycine sulfate • Carbonyl Iron • Ferroglycine sulfate coated powder	• Ferric hydroxide sucrose complex • Sodium feredetate(페로마액) • Ferric hydroxide polymaltose complex(헤모콤) • Polysaccharide Iron Complex(훼리탑 에프) • Sodium Ferric Gluconate complex(훼리탑)	• **Iron Acetyl Transferrin** **(볼그레액, 알부맥스)** 위장관 내에서 이온화를 거치지 않기 때문에 위장장애가 덜하고, 생체철인 ferritin과 유사한 구조를 가짐. • **Iron protein succinylate** **(헤모큐)** 위에서는 거의 반응이 없고 소장 상부에서 카제인 단백질이 소화되면서 호박산(Succinate)철이 유리되어 신속하게 장벽으로 흡수. • **Ferritin(레디페린)** 우리 몸의 저장된 철분의 형태이며 이들은 위장에서 분해 되지 않고, 소장에서 Clathrin-dependent endocytosis에 의해 흡수.	

22 탈모-모발 주기 및 치료약물

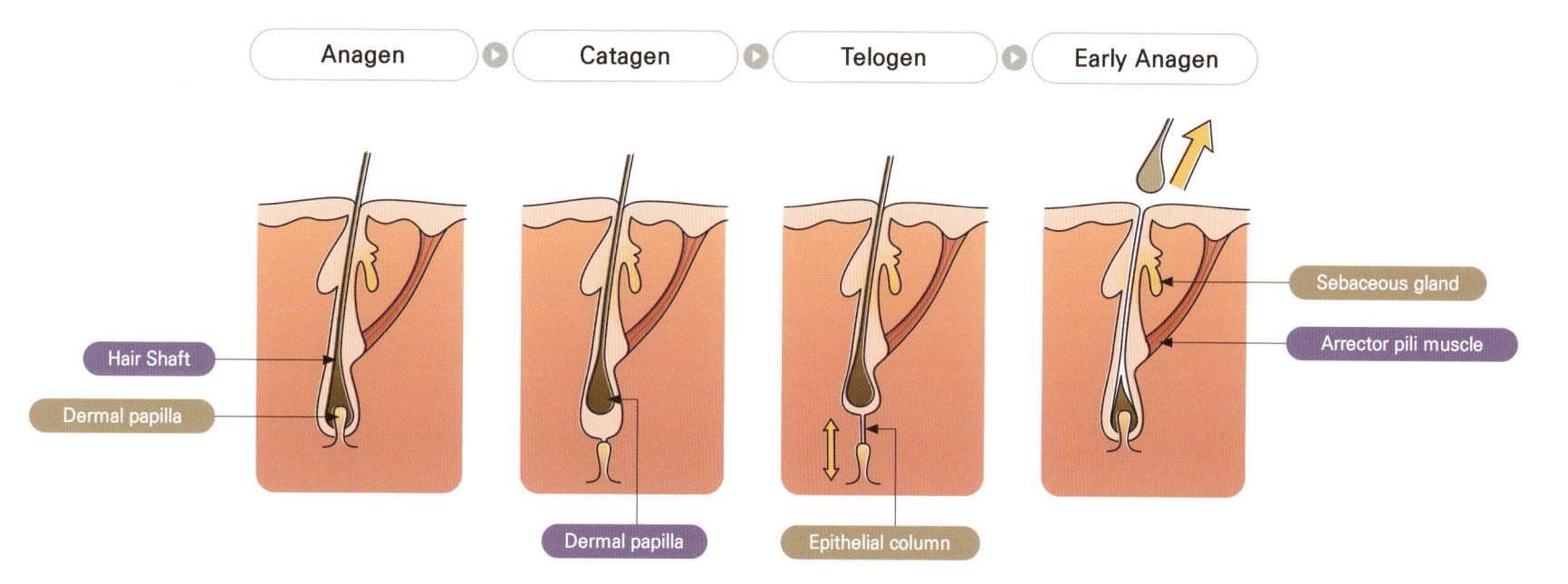

모발의 성장주기

❶ 생장기(Anagen stage) : 하루에 0.2~0.5mm씩 자라는 때를 말하며 정상인의 모발의 생장기는 3년~5년임. 항암제는 생장기 탈모를 유발하며 갑자기 모발이 가늘어지면서 부러지는 임상적 특징인 Pohl-Pinkus constrictions을 가짐.

❷ 퇴행기(Catagen stage) : 생장기에 있던 모근이 진피와 표피 부근까지 위축됨. 정상인의 퇴행기 수명은 3~4주이며 전체 머리카락의 1~3%를 차지함.

❸ 휴지기(Telogen stage) : 세포분열이 끝난 모발이 죽어서 모낭에 붙어 있는 상태를 말함. 이 기간에 모발은 하루에 50개에서 150개 빠짐. 항암제를 제외한 약물에 의해서 생기는 대부분의 탈모를 휴지기 탈모라 하며 철분이 부족할 때의 탈모도 휴지기 탈모라 함.

Minoxidil : 모발의 생장기를 증가시킴 / Finasteride, Dutasteride : 모발의 생장기를 증가시키고, 모낭의 크기를 증가시킴.

대한민국 누구나 사용하는
국민파스

8종 NSAIDs 성분 첩부제 직접생산/공급

케토프로펜, 디클로페낙, 피록시캄, 이부프로펜,
플루르비프로펜, 록소프로펜, 인도멘타신, 펠비낙

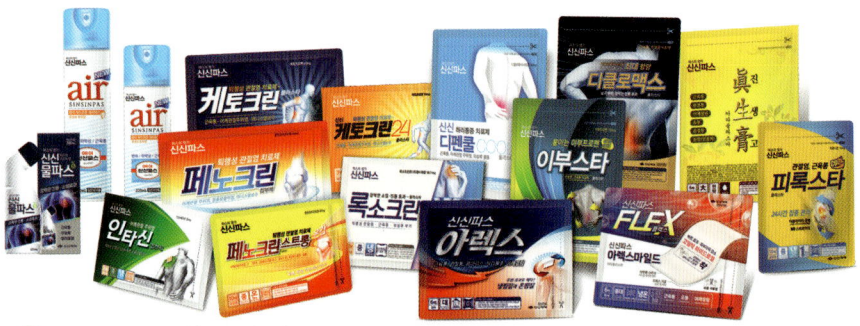

파스의 명가 신신파스 | 신신제약의 역사가 **우리나라 파스의 역사**입니다.

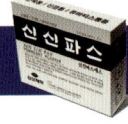

"신신파스는 왜 다를까요?"

- ☑ 한국인의 통증케어를 위한 외용소염진통제 전 라인을 자체생산하는 회사는 신신제약이 유일합니다.
- ☑ 파스전문 연구소를 통한 끊임없는 연구·개발로 가장 다양한 제품라인을 가지고 있습니다.
- ☑ 신신제약의 역사가 우리나라 파스의 역사입니다.
  - 1959년 국내 최초 파스 '신신파스' 출시
  - 국내 최초 냉·온찜질 두 가지 효과를 담은 '신신파스 아렉스' 출시
  - 국내 최초 붙이는 이부프로펜 '이부스타' 출시
  - 플라스타와 카타플라스마의 장점을 하나로! - 신신파스 플렉스 아렉스 마일드 '출시'

신신파스는 **증상, 부위, 기능 별 18종**의
첩부제 라인업으로 국민의 통증을 덜어주고 있습니다.

신신파스는 소비자가 가장 궁금한 부분을 패키지에 아이콘으로 알기 쉽게 설명합니다.

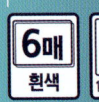			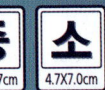			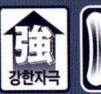		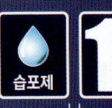	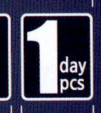
6매 흰색	대 10cmX14cm	중 10cmX7cm	소 4.7X7.0cm	냉 시원한 파스	온 따뜻한 파스	强 강한자극	신축성 원단	습포제	1day pcs
매수와 색상	크기와 구체적인 규격			냉감과 온감		자극감이 강한	신축성 원단사용	카타플라스마 습포제	24시간

신신제약
신신파스 플렉스 FLEX

파스명가 신신제약의 **최신기술인 고밀착 하이드로겔 기술**이
적용되어 **피부자극을 최소화**하고, 밀착포 없이도 잘 붙는 고품질 명품파스 입니다.

"비교 해 보세요. 똑 같은 카타플라스마가 아닙니다."

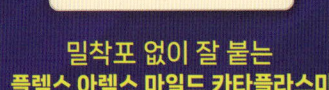

**밀착포 없이 잘 붙는
플렉스 아렉스 마일드 카타플라스마**

- 밀착포 불필요 (고밀착 하이드로겔)
- 파스의 모든 면적이 피부에 밀착되어 약효성분이 빠르게 피부로 침투됨
- 들러붙지 않아 떼었다 붙일 수 있고, 아프지 않게 떼어낼 수 있음

**밀착포가 필요한 기존 자사의
일체형 카타플라스마**

- 밀착포 필요(밀착포 없이 붙지 않음)
- 밀착포 테두리 부분만 피부에 밀착되고 가운데 부분은 들뜨는 현상 발생
- 들러붙기 쉬워 혼자 붙이기 어렵고 피부에 붙는 밀착포 테두리 부분에 발진, 발적 부작용 사례 빈발

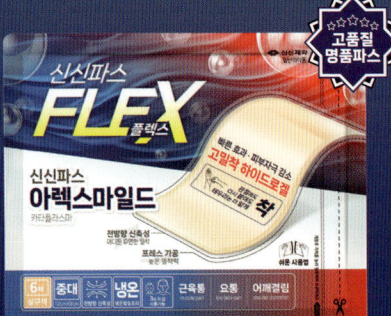

고품질 명품파스

잘 붙고, 빠른 효과
피부자극 DOWN

	신신파스 아렉스의 냉온찜질 2중효과 그대로		피부자극 DOWN
	근육통, 요통, 어깨결림에 **빠른 효과**		밀착포가 필요 없는 **자체 점착형** 카타플라스마

유효성분: 1매 (8 x 12cm², 6.857g) 중 / l-멘톨(KP) 76.8mg, 살리실산메틸(KP) 57.6mg, dl-캄파(KP) 96.0mg, 노닐산바닐릴아미드(별규) 0.23mg

효능효과: 진통·소염(항염) : 타박상, 삠, 요통, 어깨결림, 근육통, 관절통

광고심의번호 : 2024-1721-005900

23-1 통증의 척도 및 통증 유발 물질

통증 척도

0 1 2 3 4 5 6 7 8 9 10

0: 통증이 없음 / 10: 상상할수없을 정도의심한통증

Minor : 1-3점

- 1점 모기 물림.
- 3점 주사 맞을 때 따끔할 정도의 통증.

Moderate: 4-6 점

- 4점 치통.
- 5점 만성 통증의 경우 5점 이상.
- 6점 심하게 벌에 쏘였을 때, 심한 요통.

Severe: 7-10 점

- 7점 중등도 편두통.
- 8점 출산의 고통, 심한 편두통, 가끔 자살 충동을 느낌.
- 9점 신통세나 수술을 요구, 자주 자살 충동을 느낌, 인후암.
- 10점 조절할 수 없는 통증으로 순식간에 의식을 잃음.

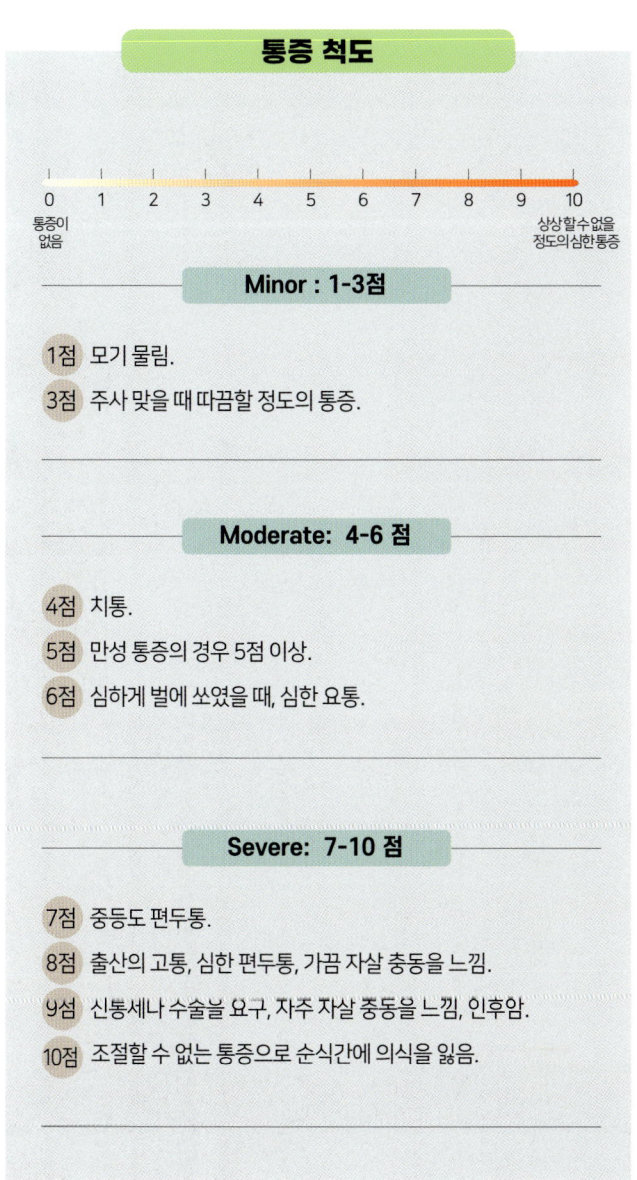

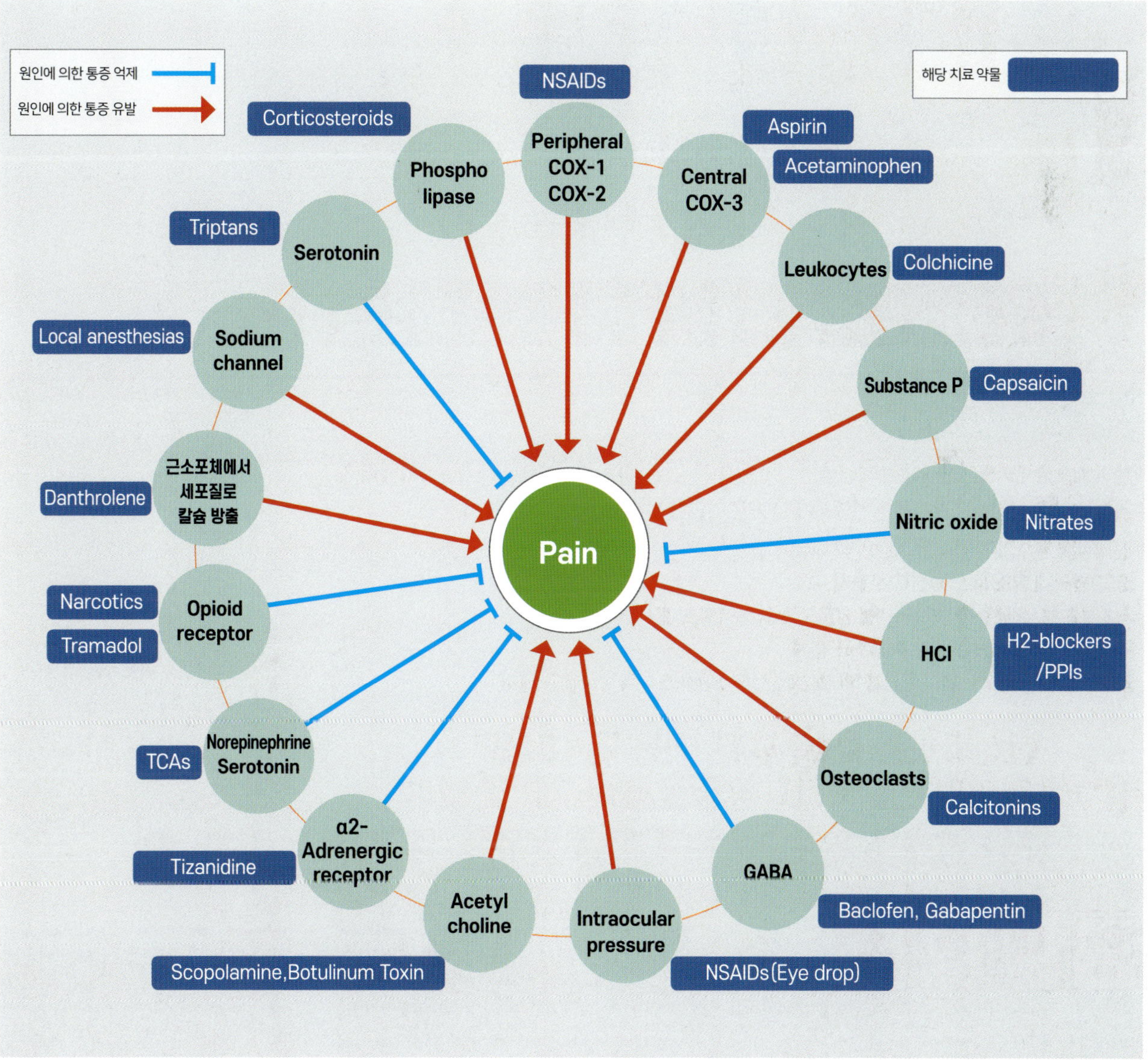

23-2 통증의 전도 및 단계별 진통효과 약물

통증 전달기전

통증 전달기전에서의 단계별 진통작용 약물

자료마다 다름

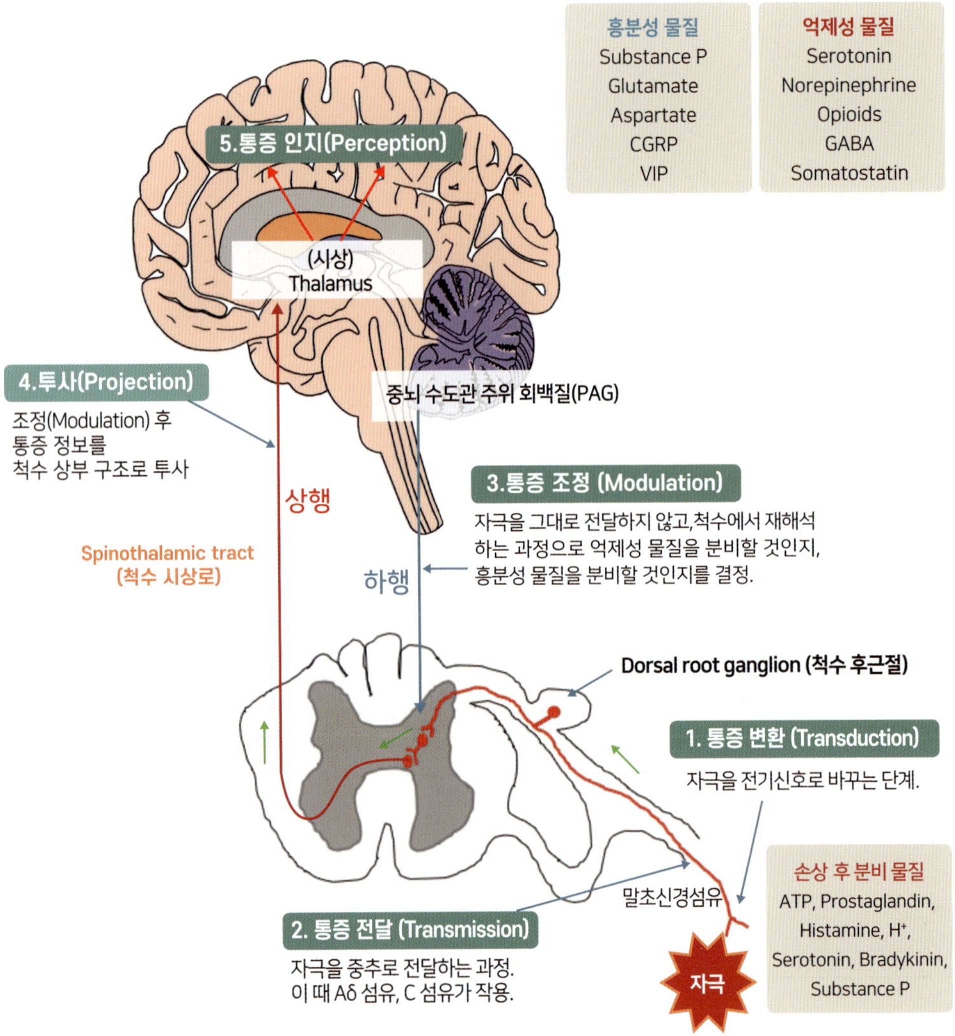

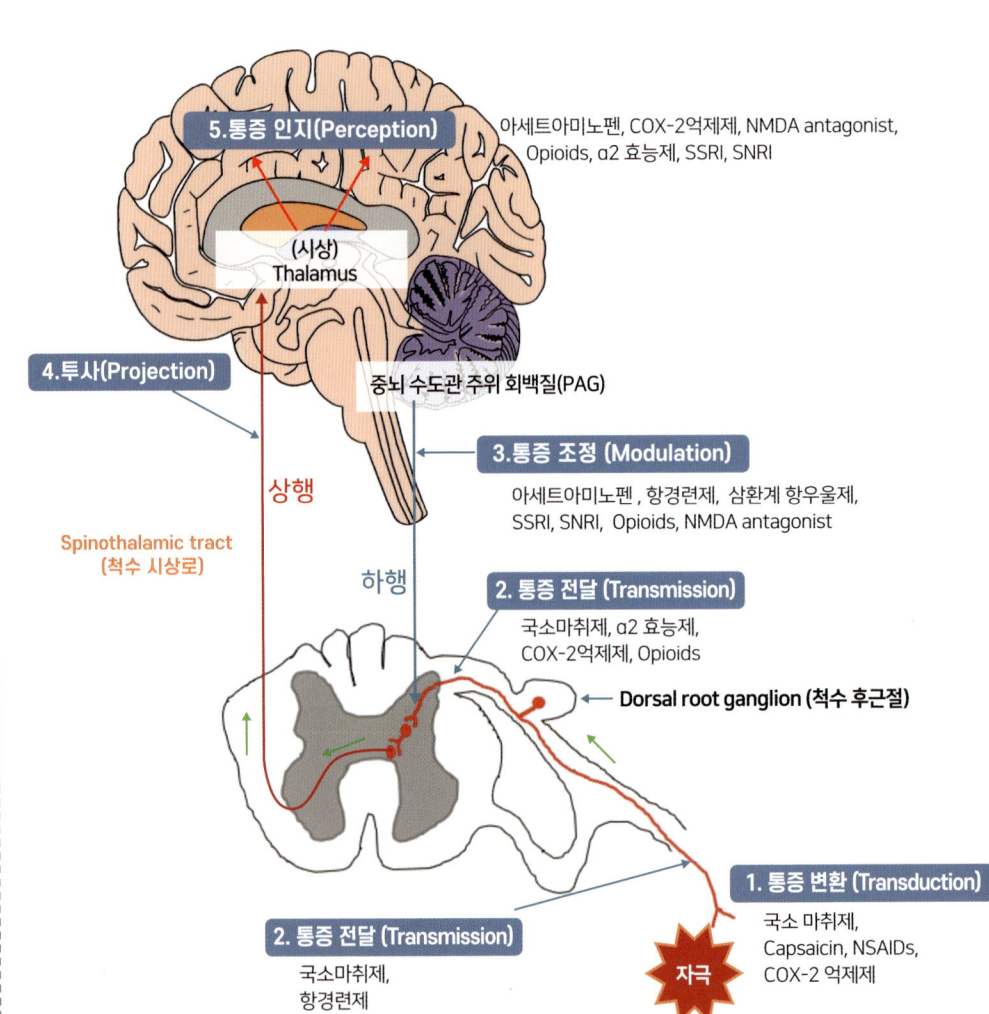

23-3 진통제의 분류

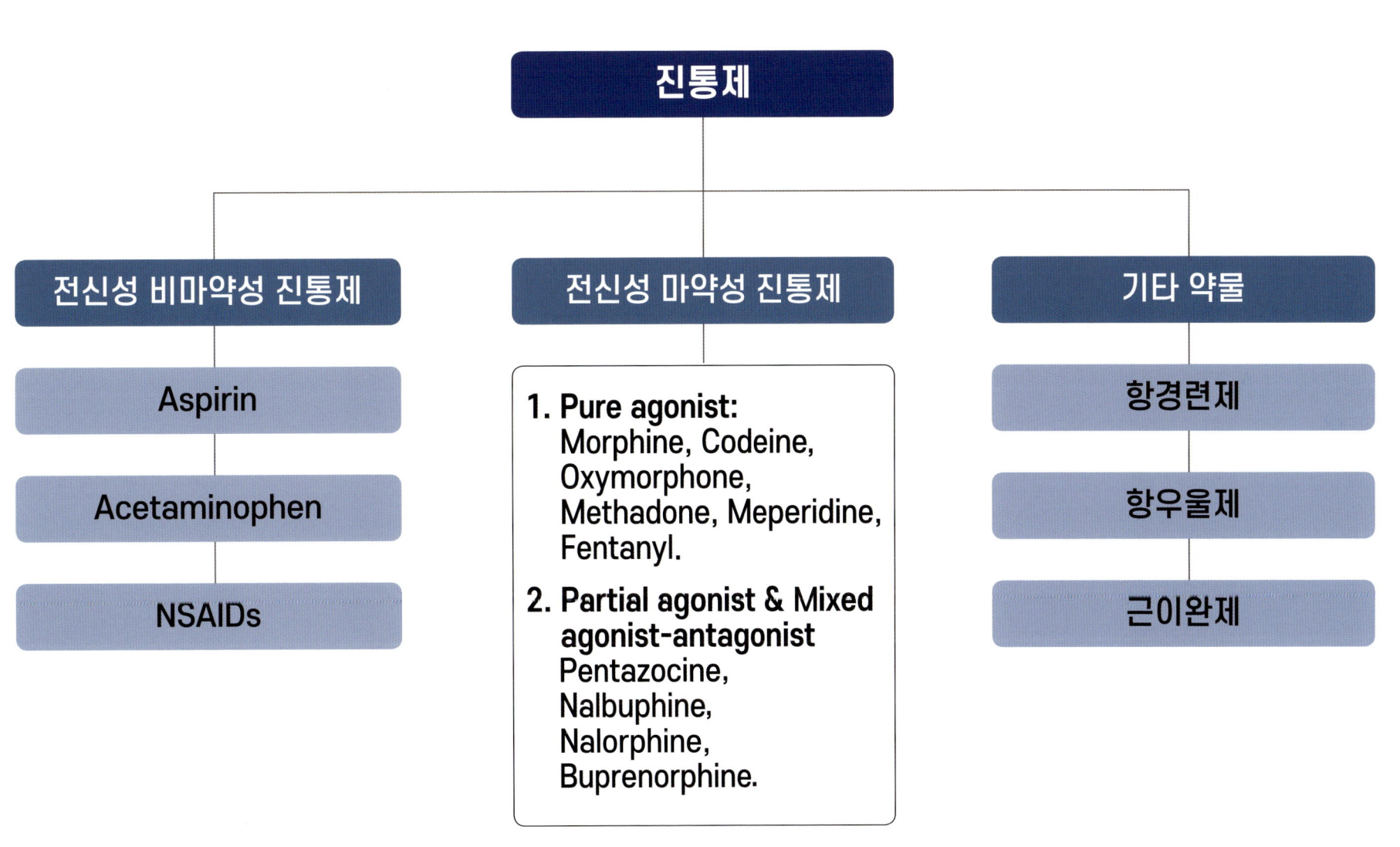

23-4 마약성 진통제의 종류 및 작용 기전

◆ 아편 수용체의 작용

1. 진통작용을 갖는 수용체 : μ 수용체와 κ수용체. 특히 μ수용체에 친화력이 높으면 Euphoria(행복감)가 오고 κ 수용체에 친화력이 높으면 Dysphoria(불쾌감)가 옴.
2. 환각작용을 갖는 수용체 : σ수용체.

종류	μ	σ	κ
Morphine, Codeine, Oxymorphone	+++	+	+
Methadone	+++	-	-
Meperidine	++	+	+
Fentanyl	+++	+	-

Pure agonist

Morphine처럼 작용하는 약물이며 μ 수용체에 강한 친화력을 갖지만, κ, σ 수용체에는 약한 친화력을 갖는 약물이다.
μ 수용체에 강한 친화력이 있기 때문에 Euphoria(행복감)가 옴.

종류	μ	σ	κ
Pentazocine	Antagonist(+)	+	++
Nalbuphine	Antagonist(+)	+	++
Nalorphine	Antagonist(++)	-	++
Buprenorphine	+++	-	Antagonist(++)

Partial agonist & Mixed agonist-antagonist

Pentazocine, Nalbuphine, Nalorphine은 μ수용체에는 antagonist이고, κ수용체에는 agonist이기 때문에 Dysphoria(불쾌감)가 생긴다. 하지만 불쾌감이 있기 때문에 이 성분들은 탐닉성을 갖지 못하게 할 수 있다.

Buprenorphine은 μ수용체에는 agonist로, κ수용체는 antagonist로 작용하는데, κ수용체에 작용하지 않기 때문에 Dysphoria(불쾌감)는 생기지 않는다.
노스판 패취의 성분이다.

종류	μ	σ	κ
Naloxone	Antagonist(+++)	Antagonist(+)	Antagonist(++)
Naltrexone	Antagonist(+++)	Antagonist(+)	Antagonist(+++)

Antagonist

Naloxone, Naltrexone 같은 Antagonist는 아편계 약물의 과다복용 후 생기는 부작용을 없애기 위해 투약되므로 엄밀히 말하면 마약성 진통제라 볼 수 없다.

23-5 아세트아미노펜의 해열진통기전과 NSAIDs의 부작용 비교

아세트아미노펜의 진통작용과 해열작용 기전

1 진통 작용 기전
① 중추에서 진통작용은 밝혀지지 않았으나 통증 역치(Pain threshold)를 올려서 진통작용을 하는 것으로 보임.
② N-methyl-D-aspartate와 substance P를 포함한 신경전달 수용체에 매개하는 Nitric oxide(NO) pathway를 억제한다고 알려짐.
③ 최근 연구에 따르면 아세트아미노펜의 대사산물인 N-arachidonoylphenolamine(AM404)이 칸나비노이드 시스템을 활성화하여 진통 작용을 나타낸다고도 하며, 또한 척수 후각의 C-섬유 말단에 있는 TRPV1 수용체의 활성화를 통해 통증을 억제한다고도 함.

2 해열 작용 기전
시상하부 앞쪽의 시각교차 앞구역(Preoptic area of the anterior hypothalamus)에서 Prostaglandin E(PGE)가 증가하면 백혈구에 의해 Endogenous pyrogens(내인성 발열 물질)을 형성하여 열이 발생되는데 아세트아미노펜은 이러한 Prostaglandin E(PGE)의 분비와 형성을 억제하여 결과적으로 Endogenous pyrogens을 감소시켜 해열작용을 한다.

NSAIDs

NSAIDs의 상대적 심혈관 위험도
Naproxen < Celecoxib < Piroxicam < Ibuprofen < Meloxicam < Indomethacin < Diclofenac < Rofecoxib (25 mg 이상의 용량에서)

NSAIDs의 위장관 부작용 위험도
Low Risk : Ibuprofen, Aceclofenac, Nimesulide, Fenoprofen, Aspirin, Diclofenac, Sulindac, Nabumetone, Etodolac
Medium Risk : Diflunisal, Naproxen, Indomethacin, Tolmetin, Meloxicam
High Risk : Piroxicam, Ketoprofen, Azapropazone, Flurbiprofen, Ketorolac

23-6 Tramadol 진통 기전 및 SSRI제제와의 약물 상호작용

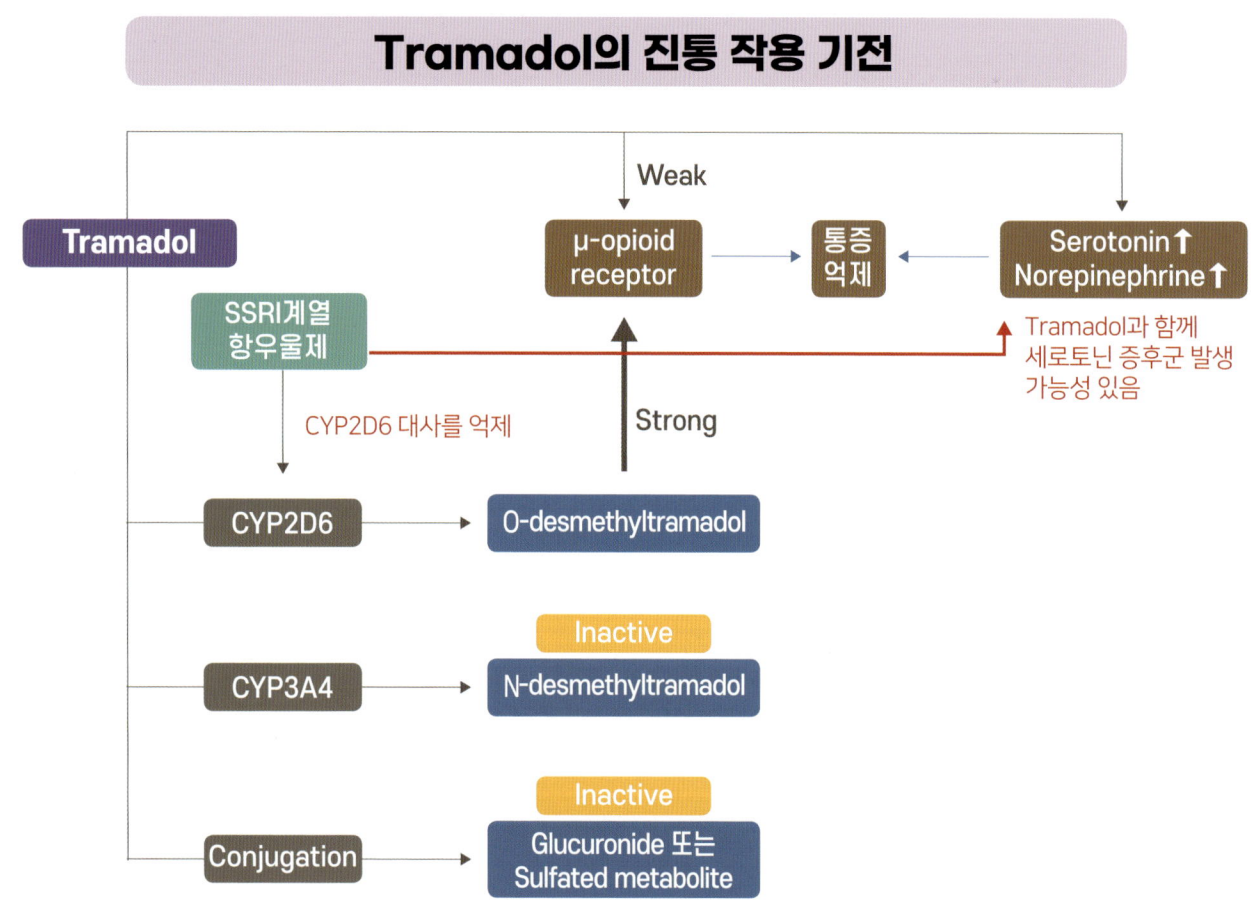

Tramadol 약물 자체는 μ-opioid receptor에는 약하게 작용하고 세로토닌과 노르에피네프린을 증가시켜서 진통 작용을 갖는다.
CYP2D6에 의해 Tramadol이 O-desmethyltramadol로 대사가 되는데, 이 대사 물질인 O-desmethyltramadol은 μ-opioid receptor에 강하게 작용하여 진통효과를 유발.
하지만, SSRI계열 항우울제와 병용하게 되면 SSRI계열 항우울제가 CYP2D6를 억제하기 때문에 μ-opioid receptor에 강하게 작용하는 O-desmethyltramadol로
대사가 안되기 때문에 진통작용이 약해질 수 있고, 또한 Tramadol의 세로토닌 증강 작용과 SSRI계열 항우울제의 세로토닌 증강작용으로 세로토닌 증후군이 발생할 수 있음.

23-7 마약성 진통제 및 타 진통제의 효과 비교

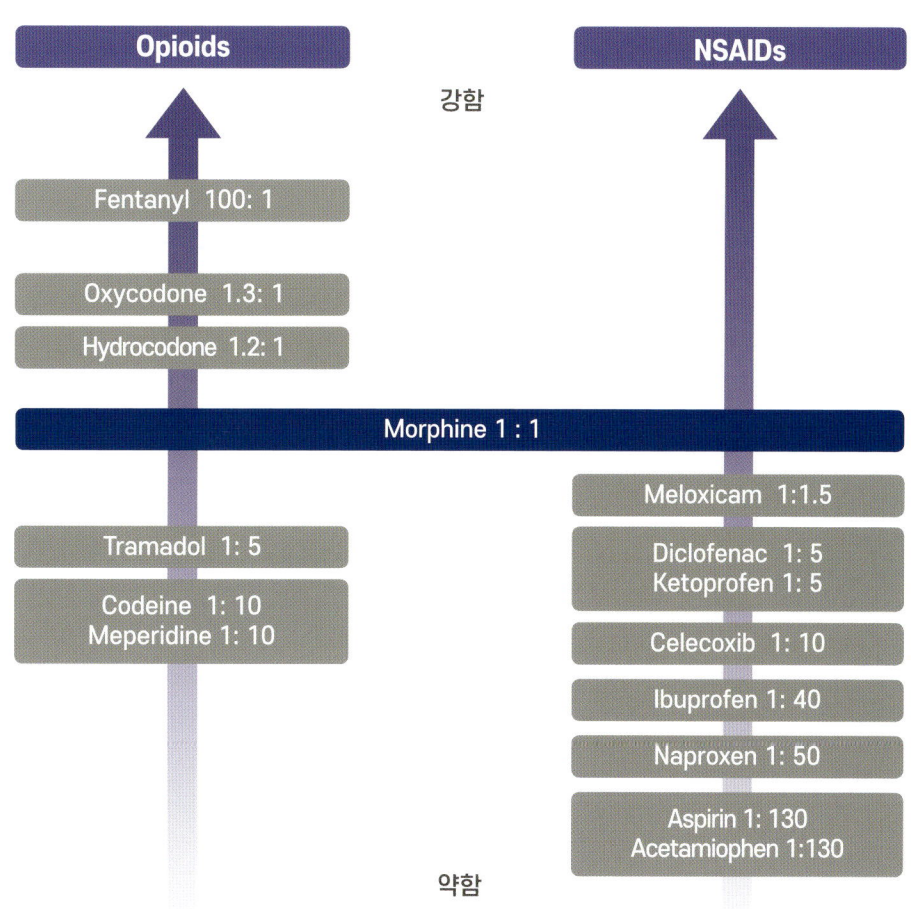

진통효과를 비교한 그림으로 Fentanyl인 경우 100:1로서 Morphine보다 100배의 진통효과를 가지며 트라마돌인 경우 1:5라 함은 Morphine에 비해 1/5의 진통효과이며 Ibuprofen인 경우는 1:40으로 Morphine의 1/40의 진통효과를 갖는다.(자료마다 차이는 있음)
NSAIDs의 항염효과로서 COX-1 차단 작용이 가장 강한 것은 Ketorolac이고 COX-2 차단 작용이 강했던 Rofecoxib는 심혈관 위험성 때문에 시장에서 퇴출됨.

23-8 NSAIDs의 COX-1, COX-2 선택성 비교

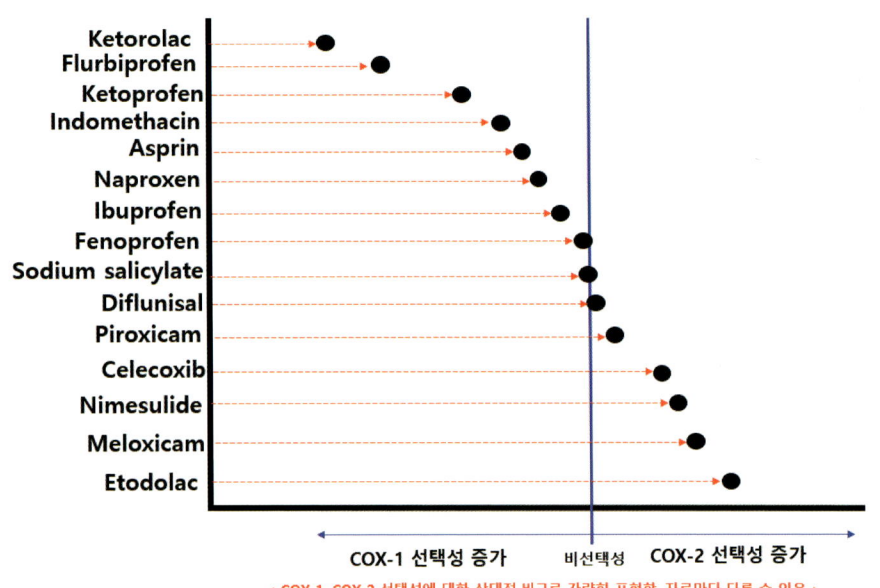

< COX-1, COX-2 선택성에 대한 상대적 비교로 간략히 표현함. 자료마다 다를 수 있음 >

Cyclooxygenases: new forms, new inhibitors, and lessons from the clinic/TIMOTHY D.WARNER AND JANE A.MITCHELL 참고.

❶ 아스피린은 COX-1 억제에 대한 선택성이 높고 그 결과 혈소판 응집과 혈관을 수축하는 Thromboxane A2의 생성도 억제하고 또한 비가역적으로 작용하기 때문에 아스피린이 혈소판과 결합하면 혈소판 수명이 끝날 때 까지 작용을 한다.
다른 NSAIDs는 혈소판과 가역적 결합을 하기 때문에 혈소판의 수명과 관계 없이 각 NSAIDs의 반감기로 혈소판에 작용한다.

❷ 나프록센은 이부프로펜보다 심혈관 질환에 쓸 수 있는 배경은 COX-1 억제에 대한 선택성이 이부프로펜보다 높아 좀 더 혈소판 응집을 억제하는 작용이 강하기 때문이다.

❸ 나프록센이 이부프로펜보다 COX-1 선택적 억제작용이 더 크기 때문에 위점막 보호 작용을 하는 PGE2 생성 억제가 이부프로펜보다 더 강하다.
따라서 위장 장애가 이부프로펜보다 더 심하다.

❹ COX-2를 선택적으로 억제하는 작용이 강한 약물은 PGE2 생성 억제가 거의 되지 않기 때문에 위장장애는 덜 하다. 하지만, COX-2에 의해 생성되는 PGI2는 혈소판 응집억제 작용과 혈관확장 작용을 하여 심혈관에 도움을 주는데, COX-2를 선택적으로 억제하는 작용이 강한 NSAIDs는 PGI2를 억제하는 작용이 강하기 때문에 심혈관 질환이 있는 사람은 주의해야 한다.

짜먹는 **액상형** 진통제
액상으로 **빠르게**, 고함량으로 **강하게!**

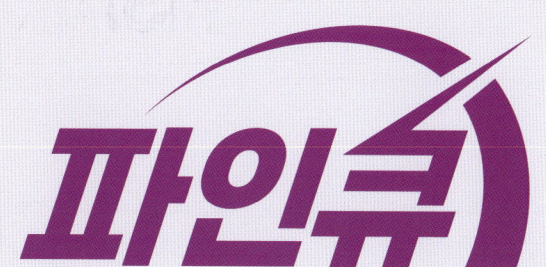

- ☑ 아이부터 성인까지 **1포로 간편하게!**
- ☑ 스틱포 파우치로 **위생적이고 편리하게!**
- ☑ 고함량 함유로 **빠르고 강한 효과!**

효과빠른 진통제를 찾는다면?
약국으로 GO!

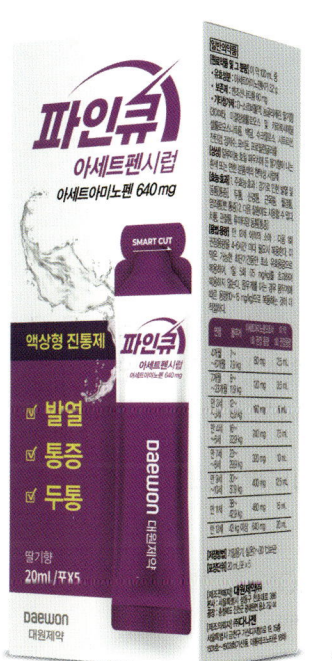
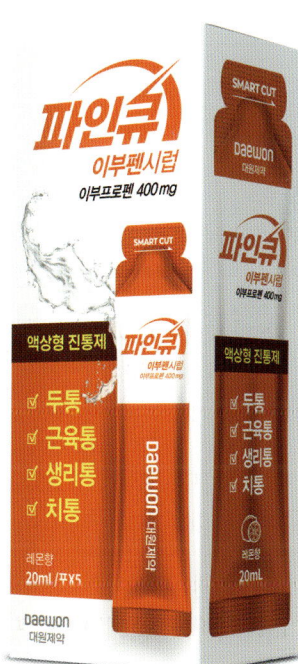

Daewon 대원제약

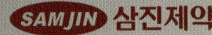# 삼진제약

서울특별시 마포구 와우산로 121 (서교동) T. 02.3140.0700 H. www.samjinpharm.co.kr
• 자세한 내용은 삼진제약 소비자 상담실(수신자 부담 080.082.1234)로 문의 바랍니다.

치질 질환을 위한 아나파치정, 아나프리 스프레이 복약상담

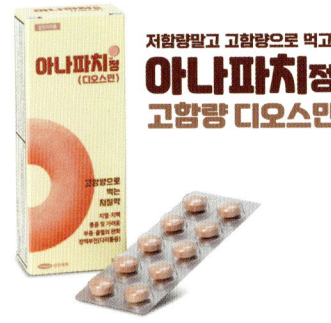
저함량말고 고함량으로 먹고!
아나파치정 고함량 디오스민

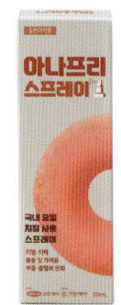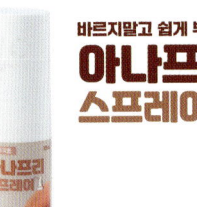
바르지말고 쉽게 뿌리고!
아나프리 스프레이

Drug Information

	[아나파치정]	[아나프리스프레이]
원료약품 및 그 분량	1정 중 디오스민 600mg	100mL 중 리도카인염산염수화물 1.5g, 나파졸린염산염 0.05g, 벤잘코늄염화물 0.1g, 클로르페니라민말레산염 0.2g
성상	분홍 또는 연분홍의 장방형 필름코팅정제	스프레이 용기에 담긴 무색의 투명한 액
효능·효과	정맥부전과 관련된 증상의 개선: 다리 중압감, 통증 모세혈관 취약증에 의한 장애의 보조치료 치질과 관련된 징후의 치료	치열·치핵의 아픔·가려움·부종(부기)·출혈의 일시적 완화 및 소독
용법·용량	• 정맥 부전: 디오스민으로서 1회 600mg 1일 1회 식사 시 복용한다 • 치질: 디오스민으로서 1회 600mg 1일 2~3회 (1,200~1,800mg) 식사 시 복용한다	1일 1~3회 환부(질환 부위)에 적당량을 뿌리거나 가아제 또는 탈지면에 적셔서 바른다.
판매 단위	30T / PTP	25mL / 병

핵심 복약상담

아나파치정
아나파치정은 정맥 혈관과 긴장도를 증가시키고, 모세혈관의 투과도를 감소시킴으로써 통증, 부종 등의 증상을 완화시킵니다.

아나프리 스프레이
아나프리스프레이는 국소적으로 마취시켜 통증 및 작열감을 신속히 개선하며 부종과 출혈을 억제시키고 자극감 없이 쉽게 사용할 수 있습니다.

아나파치정은 디오스민 최고 함량 제제입니다.

플라보노이드의 일종인 디오스민은 **정맥 혈관 보호제**로서 정맥혈관에 직접 작용하여 노로에피네프린의 작용을 증가시킴으로써 정맥혈관의 긴장도를 증가시킵니다.

최고 함량인 600mg 디오스민은 복약순응도가 높으며 1일 1회 복용으로 항문 주위의 정맥혈관을 강화시킬 수 있습니다.

아나프리스프레이는 국내 유일의 스프레이형 치질 외용제 입니다.

국소마취+혈관수축+소독의 **복합성분**으로 아프고, 가렵고, 붓는 치질 통증에 효과적으로 사용할 수 있습니다.

국내 유일 스프레이타입의 **치질 외용제**로 좌제/연고제형처럼 넣거나 바를 필요없이 쉽고 깨끗하게 사용 가능합니다.
거꾸로 분사 기능을 포함하고 있어 환부에 국소적으로 **사용**할 수 있습니다.

복약 상담 시 유용한 제품 사용 방법

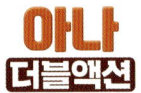
아나 더블액션

'스프레이'로 항문의 바깥쪽의 통증, 가려움 등의 증상을 케어해주고 '정제'로 항문 안쪽의 정맥 혈관을 튼튼하게 치료해 줄 수 있어 함께 사용 시 **치질 치료 효과**를 극대화해줄 수 있습니다.

24-1 항문질환

항문질환의 종류 및 치핵에 도움되는 약물

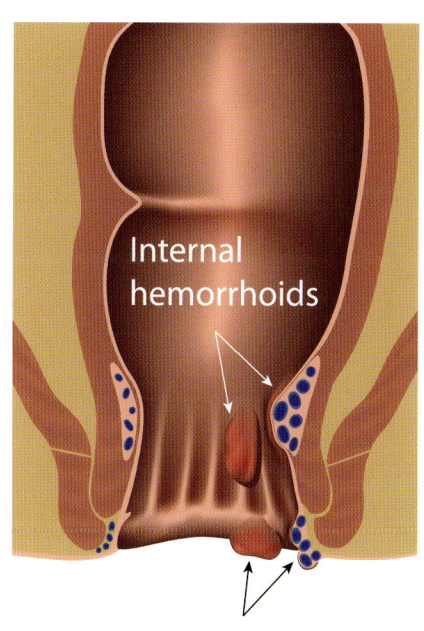
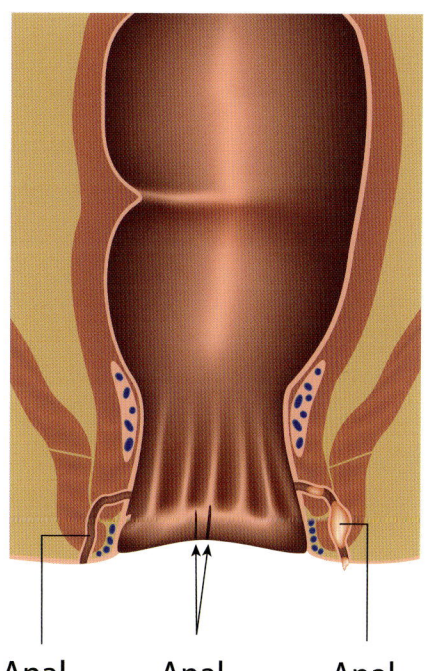

Anal Disorders
- Internal hemorrhoids
- External hemorrhoids
- Anal fistula (치루)
- Anal fissures (치열)
- Anal abscess (항문농양)

- **외치핵**(Extenal hemorrhoids)
  치상선 아래 쪽에 존재 ➡ 통증 있다.

- **내치핵**(Internal hemorrhoids)
  치상선 위 쪽에 존재 ➡ 통증 없다.

치핵에 도움되는 약물

1. **국소마취제**
   프라목신, 벤조카인, 리도카인, 디부카인, 벤질 알콜

2. **혈관수축제**
   페닐에프린, 에피네프린, 에페드린

3. **보호제**
   산화아연, 카올린, 코코아 버터, 상어간 오일, 바셀린, 미네랄 오일

4. **수렴제**
   칼라민, 산화아연, 하마멜리스

5. **표준화된 박테리아 배양액(대장균 시균체)**

◆ 수렴제의 의미는 점막이나 피부 조직의 수축을 유발하고 점액 분비 등을 억제하는 약물을 말함.

24-2 내치핵의 등급 및 치료

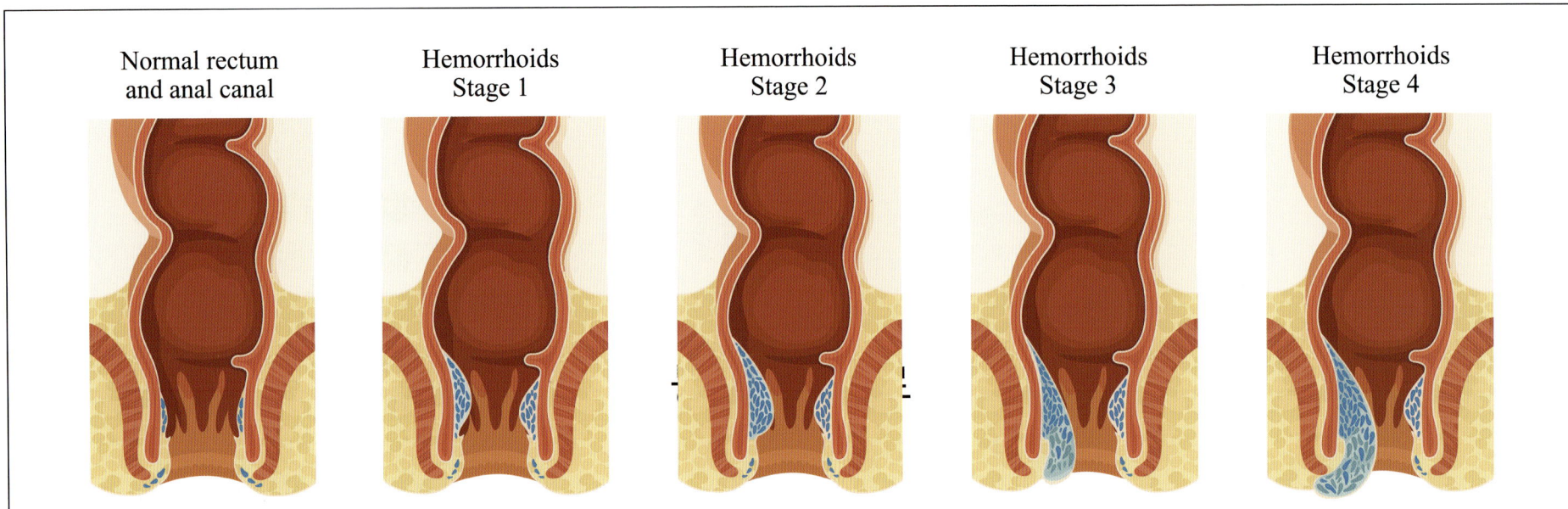

● **내치핵**(Internal hemorrhoids)**의 등급**

1도 : 배변 때 항문 밖으로 돌출되지는 않으나 항문출혈이 있는 경우.
2도 : 배변 때 항문 밖으로 돌출되나 배변 후 저절로 들어가는 경우.
3도 : 배변 때 혹은 보행 때 항문 밖으로 탈출되어 손으로 밀어 넣어야 하는 경우.
4도 : 항상 탈출되어 있으며 손으로 밀어 넣어도 들어가지 않는 경우.

● **내치핵의 치료**

❶ 1도, 2도 및 크기가 작은 3도 내치핵 : 보존적 요법과 비수술적 요법으로 치료.
❷ 큰 3도 및 4도 내치핵 : 근치적 절제술을 시행.

◆ 근치적 절제술이란 말은 더 퍼질 것을 예상하여 원래 절제할 부위보다 더 넓은 부위를 절제하여 수술한다는 의미.

25-1 주요 항산화제의 분류

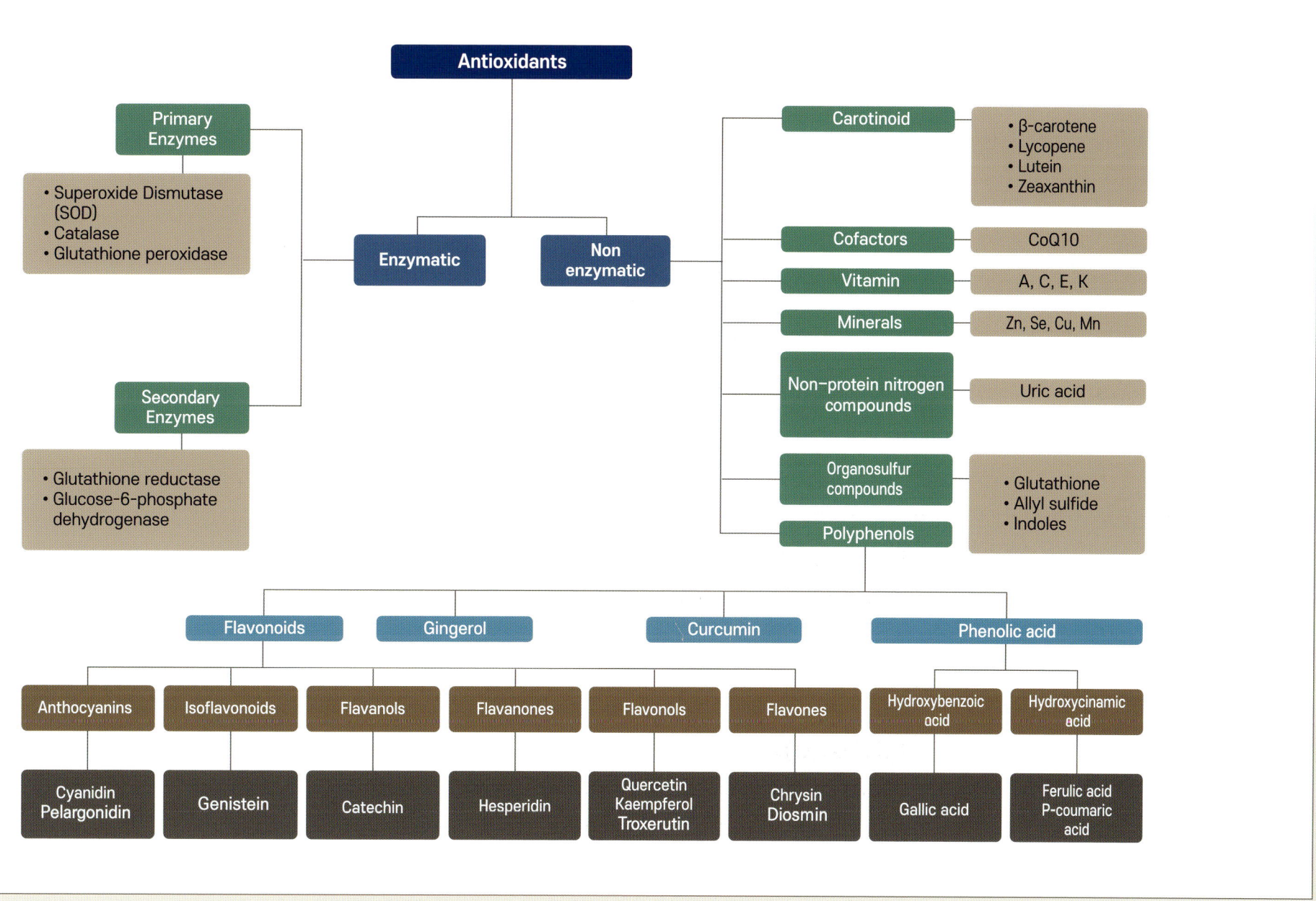

25-2 항산화제의 라디칼 제거 원리

지질 과산화의 제거

영양제로 복용하는 코큐텐(CoQ$_{10}$)은 대부분은 산화형인 Ubiquinone이며 환원형인 Ubiquinol 또는 중간체인 Ubisemiquinone으로 변할 수 있다.

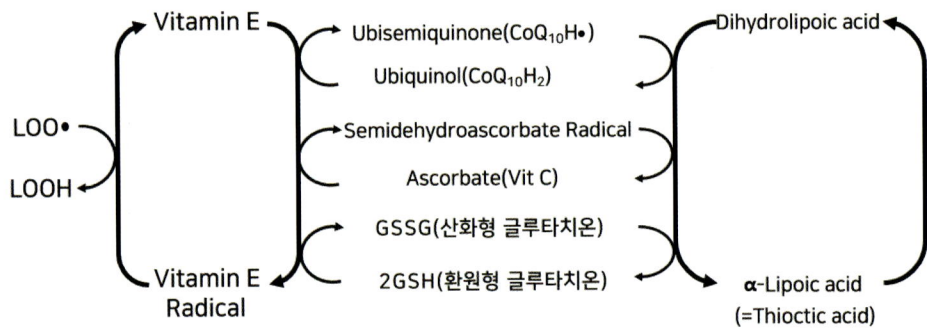

LOO• (지질 과산화) ⟶ LOOH
이 과정은 지질 과산화가 환원되는 과정을 말함.

비타민 E가 지질과산화를 환원시켜 항산화 작용을 하고, 산화된 비타민 E 라디칼은 코큐텐, 비타민 C에 의해 환원되고 알파리포익산이 이 모든 것을 환원시킴.

Superoxide 및 H$_2$O$_2$의 제거

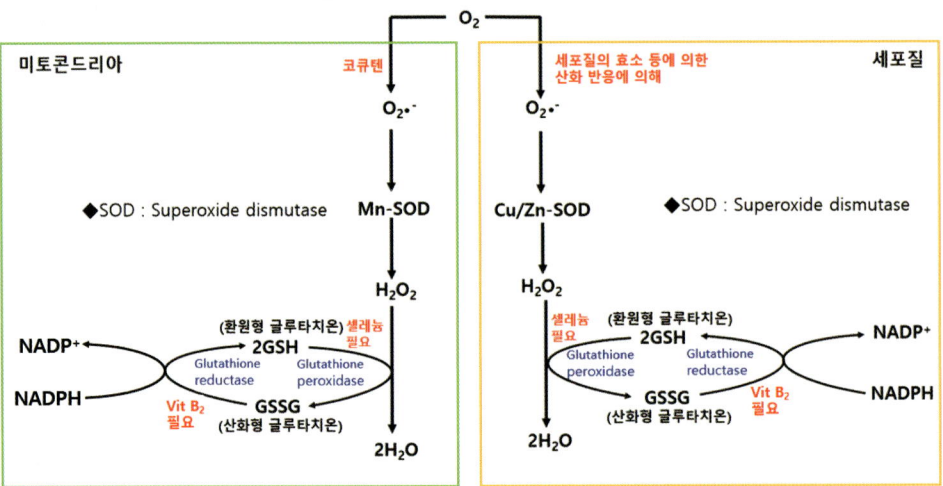

산소가 미토콘드리아 내에서 코큐텐에 의해 Superoxide(O$_2$·⁻)가 형성이 되고, 미토콘드리아 내에서 Mn(망간)을 보효소로 이용하여 SOD(Superoxide dismutase)에 의해 과산화수소가 발생하고, 이를 제거하기 위해 글루타치온이 작용함. 이 때 셀레늄이 작용하고, 산화된 글루타치온은 비타민B$_2$의 작용과 NADPH를 이용해서 산화된 글루타치온을 환원시킴.

세포질에서는 Mn(망간) 대신, 구리, 아연을 보효소로 이용한 SOD에 의해 Superoxide를 과산화수소로 변화시킨다.

25-3 라디칼 제거를 위한 영양성분

Superoxide ($O_2 \cdot ^-$) 제거
↓
구리, 아연, 망간, 비타민C, 글루타치온, 플라보노이드, SOD, 알파 리포익산

Hydroxyl Radical (OH·) 제거
↓
비타민C, 글루타치온, 플라보노이드, 알파 리포익산

Hydrogen peroxide(H_2O_2) 제거
↓
비타민C, 글루타치온, 베타카로틴, 비타민 E, CoQ10, 플라보노이드, 알파 리포익산

Lipid peroxidation(지질 과산화) 제거
↓
베타카로틴, 비타민 E, CoQ10, 플라보노이드, 알파 리포익산, 글루타치온 퍼옥시다제, 라이코펜

Singlet Oxygen ($^1O_2$) : 일중항산소 제거
↓
라이코펜, 카로틴류, 루테인, 알파리포익산, 비타민 E, 글루타치온, Canthaxanthin

Peroxynitrite ($OONO^-$) 제거
↓
플라보노이드, 코큐텐, 비타민 C, 알파 리포익산

25-4 항산화제의 임상 응용

항산화제의 성분별 임상 응용

1. **ARB제제와 ACEI** : Angiotensin II가 NADPH Oxidase의 작용을 증가시켜 AT1R 효능을 통해 ROS를 증가시키는데 고혈압 치료약물인 ARB와 ACEI가 결과적으로 Angiotensin II의 작용을 막기 때문에 AT1R 억제를 통한 ROS를 감소시켜 항산화작용을 함

2. **3세대 칼슘채널 차단제** : 지질 과산화를 예방.

3. **스타틴계열 약물** : LDL 산화를 감소시킴.

4. **글루타치온** : 과산화수소와 지질 과산화를 제거.

5. **Glutathione Reductase** : 글루타치온을 환원시키며 비타민 B_2 필요.

6. **Glutathione Peroxidase** : 과산화수소를 제거하고 Se(셀레늄)이 필요함.

7. **아르기닌** : 혈관 내피에서 eNOS에 의해 NADPH를 이용하여 NO를 형성하는데, 아르기닌 부족 시, NADPH Oxidase에 의해 NADPH를 이용하여 Superoxide가 발생.

8. **토코페롤** : 지질 과산화를 제거하고, 산화된 토코페롤 라디칼은 비타민 C에 의해 환원.

9. **황반 카로티노이드** : 청색광 흡수, 일중항 산소, 지질 과산화를 억제하고, 리포푸신 형성을 감소시켜 망막의 산화스트레스를 감소시켜 시력향상에 도움.

10. **플라보노이드** : Superoxide($O_2 \cdot ^-$)를 감소시키고, 철과 구리를 킬레이트 시켜 불활성화를 유발.
    정맥질환에 사용하는 이유는 정맥벽의 염증을 감소시키고, 항진된 모세혈관압과 정맥압을 낮추고, 부종을 감소시킴.

11. **실리마린** : 글루타치온을 증가시켜 지질 과산화를 예방하고, 간세포의 세포막을 안정화시킴.

12. **티아민** : 폴리올 경로를 억제하여 소르비톨 생성을 억제하고, Transketolase의 작용을 증가시켜, 결과적으로 Glycerol 3-phosphate의 축적을 감소시킨다.
    Glycerol 3-phosphate의 축적은 AGE 형성, DAG, PKC 활성화, 헥소사민 경로등을 활성화 시켜 당뇨합병증을 유발하는데, 티아민이 Glycerol 3-phosphate의 축적을 억제함으로써 당뇨합병증에 도움된다.

13. **코큐텐** : $O_2 \cdot ^-$(Superoxide), Peroxynitrite ($ONOO^-$)를 제거하며 산화된 LDL에 의해 강화되는 iNOS 작용과 NF-kB의 작용을 억제하여 혈관내피세포의 apoptosis로 부터 보호를 하고, Superoxide dismutase 의 작용을 활성화 시키고 항혈소판작용과 PGI_2의 합성 촉진과 함께 혈관을 확장한다.

14. **Vit C** : Free radical을 제거하고, 토코페롤 라디칼을 환원 시킴.

15. **Mn, Zn, Cu** : Superoxide를 제거하는 SOD(Supeoxide dismutase)의 보효소로 작용한다.

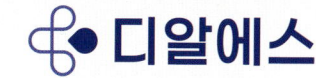

약사님들이 선택한 항산화물질 + 흡수율 높인 비타민C

안티옥스컴플렉스

약사님들이 선택한 항산화물질 8종으로 최적의 항산화 컴플렉스

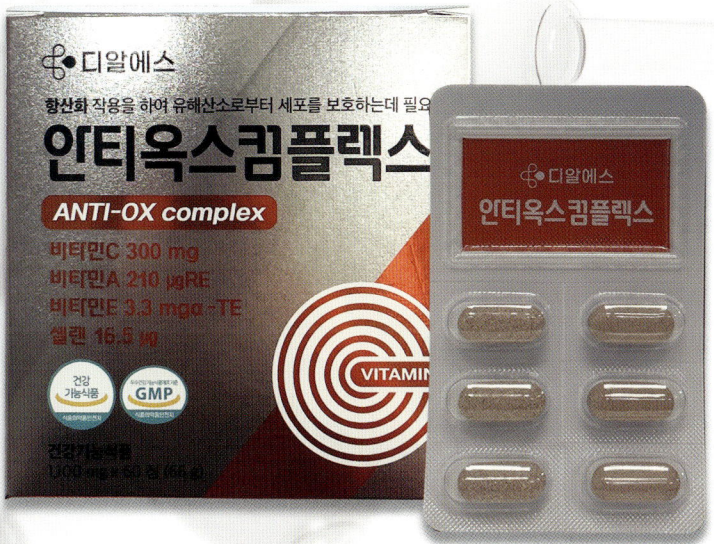

- ✓ 약사 70명 대상, 주요 폴리페놀 및 항산화 원료 중 선호도 조사
- ✓ 인체에서 생산할수 없어 섭취가 필수적인 항산화 원료
- ✓ 항산화시너지를 내기 좋은 최적 용량을 메타분석 논문 검토하여 배합

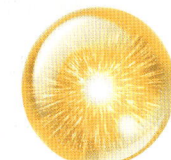

헤스페리딘 감귤과피 유래 플라보노이드	**루틴** 회화나무 유래 플라보노이드
케르세틴 유튜버들의 최다 리뷰 항산화물질	**소나무껍질** 피크노제놀, 높은 수준의 OPC
포도씨추출물 Vitis Vinifera 품종, 높은 OPC	**센텔라아시아티카** 병풀추출물
아사이베리 안토시아닌 풍부 브라질 야자수	**엘더베리** 가장 높은 항산화값 나타내는 베리류

인지질 결합으로 생체이용률을 높인 퓨어웨이 비타민C

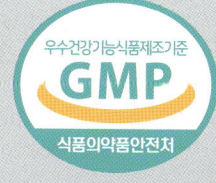 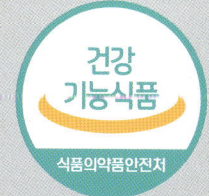

223% 223% 흡수율
최대 12배의 효과 차이

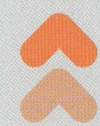 위장흡수율 ↑
세포투과율 ↑
위장장애개선 ↑

 SCIE 임상논문 3개
의약저널 Peer rievew
특허 보유

섭취방법 : 1일 1정
소비자가격 : 50,000원(2개월분)

26-1 주요 항생제 기전

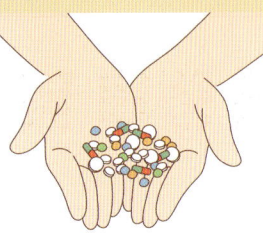

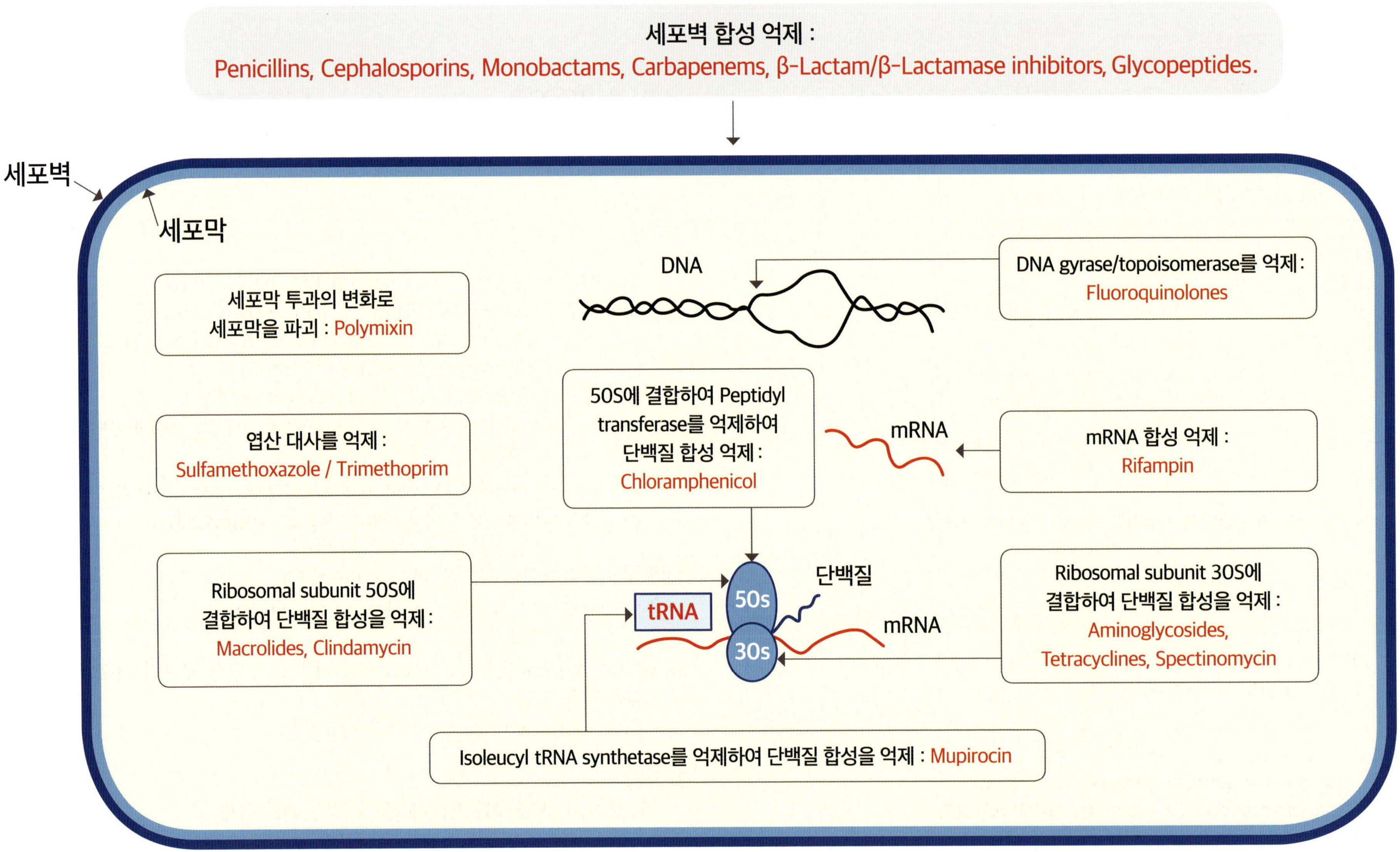
세포벽 합성 억제 :
Penicillins, Cephalosporins, Monobactams, Carbapenems, β-Lactam/β-Lactamase inhibitors, Glycopeptides.
세포벽
세포막
세포막 투과의 변화로
세포막을 파괴 : Polymixin
DNA
DNA gyrase/topoisomerase를 억제 :
Fluoroquinolones
엽산 대사를 억제 :
Sulfamethoxazole / Trimethoprim
50S에 결합하여 Peptidyl
transferase를 억제하여
단백질 합성 억제 :
Chloramphenicol
mRNA
mRNA 합성 억제 :
Rifampin
Ribosomal subunit 50S에
결합하여 단백질 합성을 억제 :
Macrolides, Clindamycin
tRNA
50s
30s
단백질
mRNA
Ribosomal subunit 30S에
결합하여 단백질 합성을 억제 :
Aminoglycosides,
Tetracyclines, Spectinomycin
Isoleucyl tRNA synthetase를 억제하여 단백질 합성을 억제 : Mupirocin

26-2 주요 항생제 종류 및 작용 기전

1. 세포벽에 작용하는 약제

1) β-lactam계 항생제 : β-Lactam ring을 가지고 있는 항균제로서, 세포벽의 구성 성분인 Peptidoglycan의 Cross-linking을 억제한다.

❶ Penicillins
  a) Natural penicillins : Penicillin G
  b) Aminopenicillins : Ampicillin, Amoxicillin
  c) Penicillinase-resistant penicillins : Nafcillin, Oxacillin, Methicillin
  d) Carboxypenicillins : Ticarcillin
  e) Ureidopenicillins : Piperacillin (녹농균에 대해 효과가 있음.)

❷ β-Lactam/β-Lactamase inhibitor
  - Ampicillin/sulbactam, Amoxicillin/clavulanate,
    Ticarcillin/clavulanate, Piperacillin/tazobactam

급성 부비동염에서 Amoxicillin과 Amoxicillin/clavulanate의 용량

1. Amoxicillin : 부비동염을 유발하는 세균인 H. influenzae와 M. catarrhalis에 대하여 사용.
  1) 용량은 1.5~1.75g/day.
  2) 내성균의 유병률이 높은 지역에서는 Amoxicillin을 처음부터 기존 용량의 두 배에 해당하는 4g/day를 투약.
  3) β-lactamase를 생성하는 S. pneumoniae가 원인균인 경우 고용량의 Amoxicillin (1.5~4g/day)을 사용.

2. Amoxicillin/clavulanate :
  1) Calvulante는 β-lactamase 저해제로서 β-lactamase를 만들어 내성을 나타내는 Haemophilus influenzae(H. influenzae), Moraxella catarrhalis(M. catarrhalis) 균주에 매우 효과.
  2) Amoxicillin/clavulanate(1.75~4g/250mg/day) 사용.

---

❸ Cephalosporin

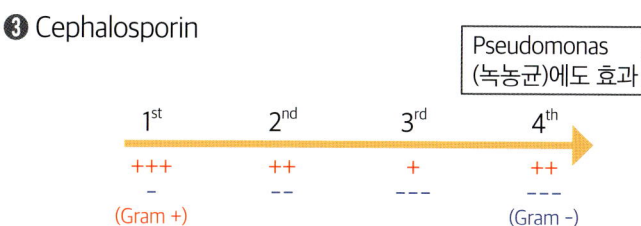

  a) 1세대 : Cefazolin, Cephalexin, Cephradine, Cefadroxil
  b) 2세대 : Cefuroxime(휴피록심), Cefamandole, Ceftezole,
           Cefaclor, Cefprozil, Cefoxitin, Cefotetan, Cefminox,
           Ceftmetazole, Loracarbef(로라비드)
  C) 3세대 : Cefditoren (메이액트), Cefpodoxime(바난),
           Cefcapene(후로목스), Cefdinir(옴니세프), Cefotaxime,
           Ceftriaxone, Ceftizoxime
  ▶3세대 중 녹농균에 효과 : Ceftazidime, Cefoperazone, Cefpiramide
  d) 4세대 : Cefepime, Cefpirome ⇨ 녹농균, 그람음성간균,
           그람 양성균에도 효과를 나타냄.

❹ Monobactams : Aztreonam, Carumonam

❺ Carbapenems : Imipenem, Meropenem, Ertapenem

2) Glycopeptide계 항생제 : Peptidoglycan의 합성을 방해하여 세포벽 합성을 억제 한다.
  Vancomycin, Teicoplanin

3) 기타
  - Bacitracin : 세포벽과 Peptidoglycan의 합성을 억제.

26-2 주요 항생제 종류 및 작용 기전

2. 세포막에 작용하는 약제

1) **Polymyxin** : 세포막의 Lipopolysaccharide(LPS)와 결합하여 세포막을 파괴.

2) **Tyrothricin** : Tyrocidine과 Gramicidin으로 구성됨.
   Tyrocidine은 세균의 지질막을 관통하여 세균의 지질 이중막을 교란시키고, Gramicidin은 세균의 세포막에 채널과 구멍을 만들어 K^+ 양이온을 배출시키고, H^+-ATPase에 직접 작용해 산화적 인산화 과정을 저해한다.

3. 엽산 대사에 작용하는 약제

◆ Sulfamethoxazole/Trimethoprim

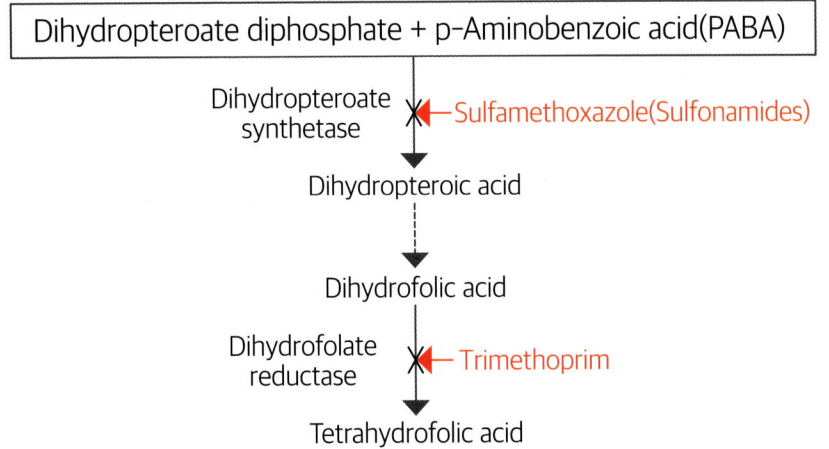

4. Ribosomal subunit 30S에 결합하여 단백질 합성을 억제

1) **Aminoglycosides계 항생제** : 호기성 그람음성간균과 S. aureus에 항균력
   ❶ Gentamicin : 주로 그람음성감염증 치료.
   ❷ Tobramycin : Gentamicin과 거의 비슷한 항균력을 가짐.
   ❸ Amikacin : Gentamicin과 Tobramycin에 내성인 그람음성간균에 효과적.
   ❹ Streptomycin & Kanamycin : 현재는 결핵치료에 주로 사용.
   ❺ Neomycin : 흡수가 거의 안되기 때문에 특히 수술 전이나 간성혼수에 장내 세균 감소 목적으로 경구용으로 사용, 상처에 연고형태로 사용.
   ◆ Pseudomonas 항균력은 Amikacin=Tobramycin>Gentamicin
      부작용으로 신독성과 이독성을 가지고 있기 때문에 주의해서 사용.

2) **Tetracycline계 항생제**
   Tetracycline, Doxycycline, Tigecycline
   일반적으로 호기성 그람 양성균과 그람 음성균, 혐기성균 등에 광범위한 효과를 가짐
   클라미디아, 마이코플라즈마(늑막폐렴 유발균), 리켓치아, 콕시엘라, 나선균 등의 세균과 말라리아 원충 등의 세포 내 기생충에 효과적이다.

26-2 주요 항생제 종류 및 작용 기전

5. Ribosomal subunit 50S에 결합하여 단백질 합성을 억제

1) Macrolide계 항생제

   Lactone ring의 구조에 따라
   - ❶ 14각형 : Erythromycin, Clarithromycin, Dirithromycin, Roxithromycin
   - ❷ 15각형 : Azithromycin
   - ❸ 16각형 : Josamycin, Midecamycin, Rokitamycin, Spiramycin으로 분류.
   - ◆ 그람양성균에 대한 항균력은 강하지만 그람음성균인 Neisseria, Haemophilus influenzae에도 중등도의 항균력 Chlamydia, Mycoplasma, Legionella, Campylobacter 등에 항균력이 있음.

2) Clindamycin

   린코마이신의 구조를 변화시킨 것으로 위장관에서 흡수가 더 잘 되고 항균력이 더 강하고 부작용이 적음. 대부분의 혐기성 세균에 대해 항균력이 좋아서 심부 농양 등 혐기성 세균에 의한 감염이 의심되는 경우에 사용.

6. 주의해야 할 항생제 부작용

1) 신기능 장애 환자는 신장으로 배설되는 다음과 같은 항생제를 투약 받을 때 부작용에 주의해야 한다.
   - a) 경련, 혼수 : Penicillin, Imipenem, Carbenicillin
   - b) 혈소판 장애, 출혈 : Carbenicillin, Moxalactam
   - c) 제 8뇌신경 손상 : Aminoglycoside, Vancomycin
   - d) 호흡정지 등의 신경독성 : Aminoglycoside
   - e) 요독증을 악화시키며 간독성도 증가 : Tetracycline

2) 간기능 장애 환자는 간을 통하여 대사, 배설되는 항생제를 투약 받을 때 주의해야 한다.
   Erythromycin, Chloramphenicol, Lincomycin, Clindamycin, Isoniazid, Rifampicin

27-1 항진균제 작용 기전

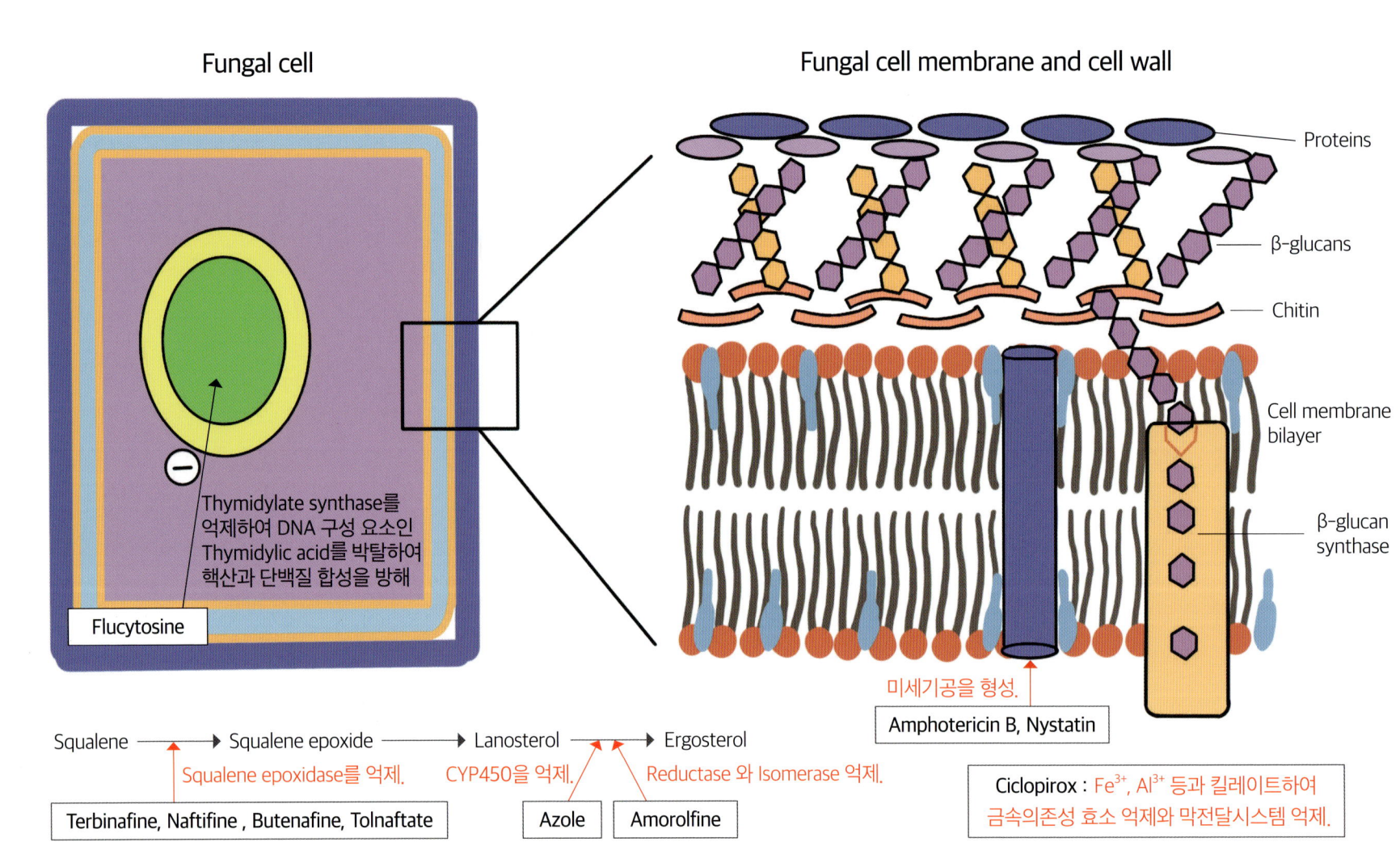

◆ Synthetase와 Syntase의 차이점
- Synthetase : ATP를 이용하여 합성시키는 효소
- Syntase : ATP를 이용하지 않고 합성시키는 효소

27-2 항진균제의 분류

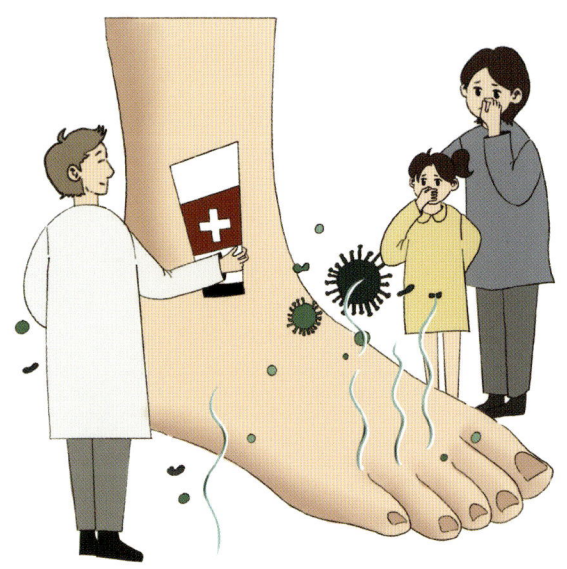

2. Azole계

라노스테롤이 탈메틸화가 되면 진균막의 주요 성분인 에르고스테롤로 형성되는데 Azole계 성분은 CYP450 의존성 효소인 14α-demethylase(탈메틸 효소)를 억제하여 에르고스테롤 형성을 억제함으로써 진균막 구조와 기능을 방해하여 진균의 성장을 억제함.

❶ Imidazole계 : Clotrimazole, Econazole, Miconazole, Ketoconazole, Isoconazole.
❷ Triazole계 : Fluconazole, Itraconazole, Voriconazole.

3. Allylamine계

P450시스템과 상호작용하기 보다는 Squalene epoxidase의 작용을 억제하여 진균의 세포막에 필요한 에르고스테롤의 생합성을 억제하고 결과적으로 스쿠알렌이 축적이 되면서 진균을 사멸.

❶ Terbinafine.   ❷ Naftifine.

4. Benzylamine계

Allylamine계의 작용처럼 진균의 효소인 Squalene epoxidase를 억제하여 에르고스테롤 생합성을 억제하며 국소용으로 사용.
- Butenafine.

5. Morpholine계

에르고스테롤 생합성 경로의 두 가지 효소인 delta-14 reductase 와 delta-7, delta-8 isomerase를 억제하기 때문에 에르고스테롤의 고갈과 독성 스테롤의 축적을 초래하여 막 투과성을 변화시키고 궁극적으로 세포 사멸을 초래.
   Amorolfine.

6. Thiocarbamate계

Tolnaftate : Squalene epoxidase를 억제하여 에르고스테롤 합성을 억제.

7. Hydroxypyridone 계

Ciclopirox : Fe^{3+}, Al^{3+} 등 다가 금속 양이온의 킬레이트화 작용을 하여 금속 의존성 효소(사이토크롬, 카탈라제 및 퍼옥시다제)를 억제하여 미토콘드리아 전자 전달 과정, 에너지 생산 및 세포막을 통한 영양소 섭취와 같은 세포 활동을 방해한다. 또한 Na^+/K^+-ATPase를 방해하여 막 투과성을 변화시켜 세포막 전달 시스템을 억제하여 DNA, RNA 및 단백질의 합성을 억제한다.

1. Polyene계

Polyene은 거대 고리를 갖고 있으며, 친유성과 친수성을 모두 갖는다.

❶ **Amphotericin B**
   -진균의 세포막에 존재하는 에르고스테롤과 친화력이 높아 진균의 세포막에 미세기공을 형성하여 진균을 사멸.

❷ **Nystatin**
   -Amphotericin B와 작용이 유사.

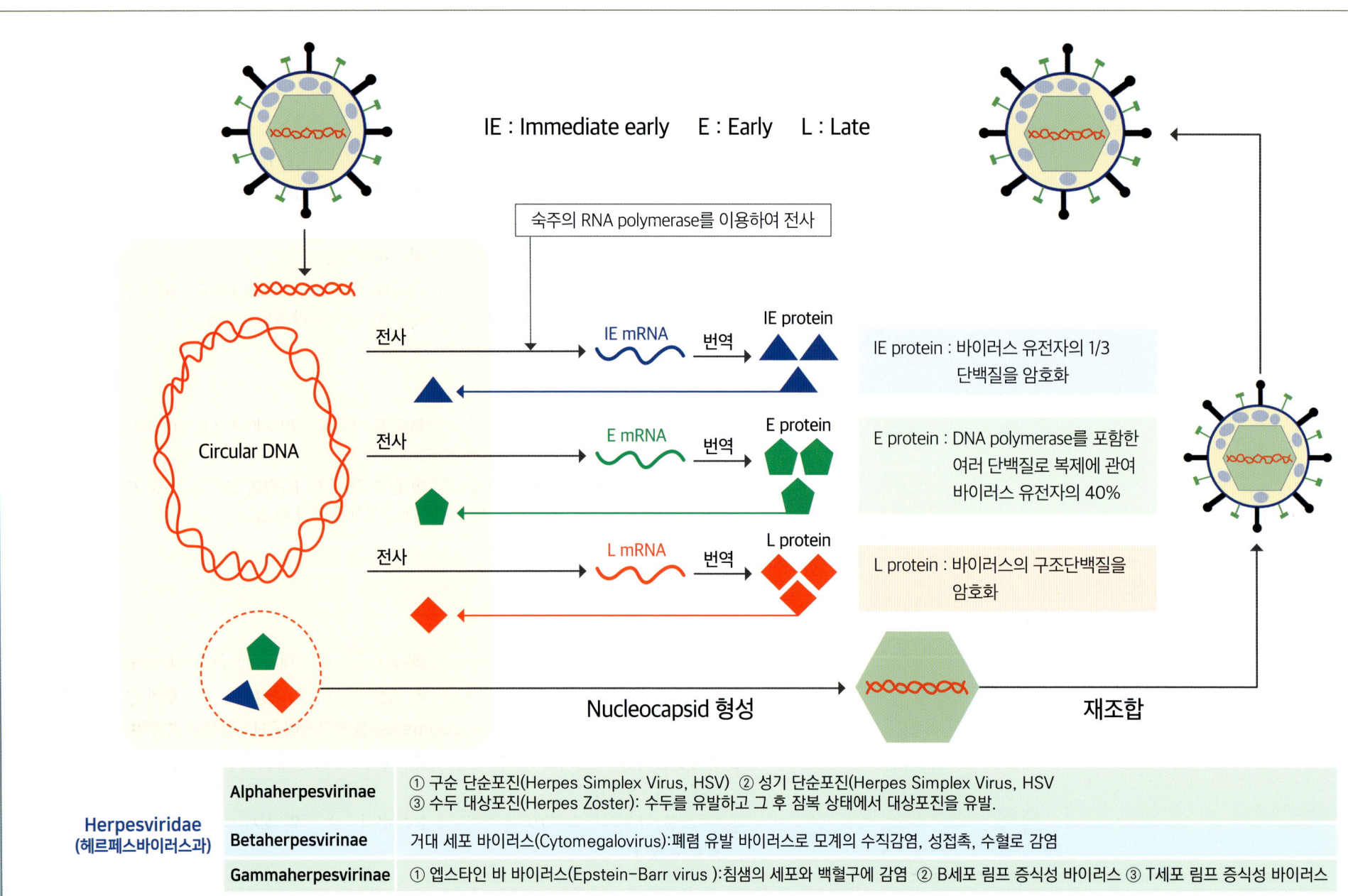

28-2 아시클로버 작용 기전 및 발아시클로버와 팜시클로버의 효능

아시클로버 작용 기전

<가짜 GTP처럼 작용>

헤르페스 바이러스의 Thymidine kinase를 이용하기 때문에 감염되지 않은 세포에서는 활성화 되지 않음.

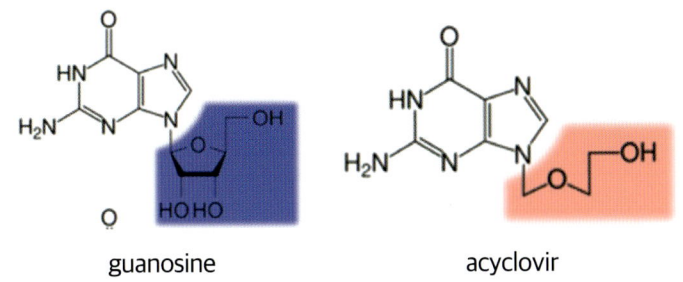

guanosine   acyclovir

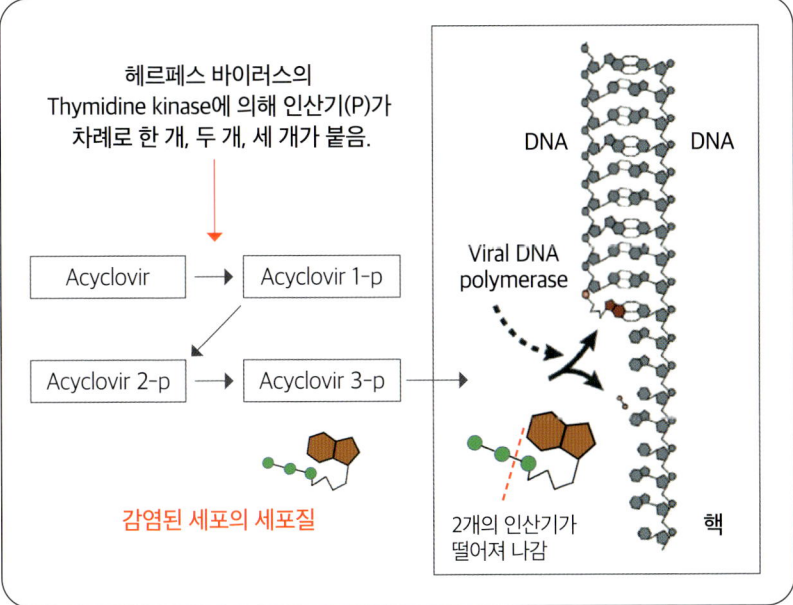

1. Acyclovir(9-[(2-hydroxyethoxy)methyl] Guanine)

❶ 단순 헤르페스바이러스 1형, 2형과 Varicella zoster 바이러스 및 Epstein-Barr 바이러스 등 헤르페스 바이러스의 복제를 아주 강력하고 선택적으로 억제하나 Cytomegalovirus 감염에는 효과가 적은 단점이 있다.

❷ 면역 손상 환자에서는 정맥주사를 통한 투여가 바람직함.

❸ 대사되지 않은 상태로 사구체 여과와 세뇨관 분비를 통해 신장으로 배설되므로 신장 기능이 저하된 환자에 투여하는 경우에는 크레아티닌 청소율에 따라 용량을 조절.

2. Valacyclovir hydrochloride

❶ Acyclovir의 L-valyl ester체로 간의 초회 통과 효과를 통해 Acyclovir과 L-valine으로 전환되어 같은 기전에 의해 바이러스의 복제를 억제.

❷ Acyclovir에 비해 위장관을 통한 흡수가 더 잘 되어 생체이용률이 5배 정도(75~77%) 높아 경구 투여인 경우 횟수를 줄일 수 있어 환자의 순응도를 높일 수 있다.

❸ 경구 제형만 생산.

3. Famciclovir

❶ Penciclovir의 전구 약물로 장관에서 신속히 흡수되어 활성 대사체인 Penciclovir로 변환.

❷ Famcicovir는 Penciclovir보다 경구 흡수가 개선되었고 생체 이용율이 높아 투여 간격을 개선함.

❸ Famcicovir는 Acyclovir처럼 DNA polymerase를 억제하여 DNA 합성을 억제한다.

❹ 혈중 반감기는 2시간이고 60~70%의 약제는 대사되지 않은 채로 사구체 여과와 세뇨관 분비를 통해 신장으로 배설.

❺ 신장 기능이 저하된 환자에서는 용량을 낮춰야 하며 두통, 구역, 설사, 어지러움 등의 부작용이 있을 수 있다.

29-1 COVID-19를 유발하는 SARS-CoV-2의 복제 기전

SARS-CoV-2는 단일 가닥의 양성 RNA 바이러스임

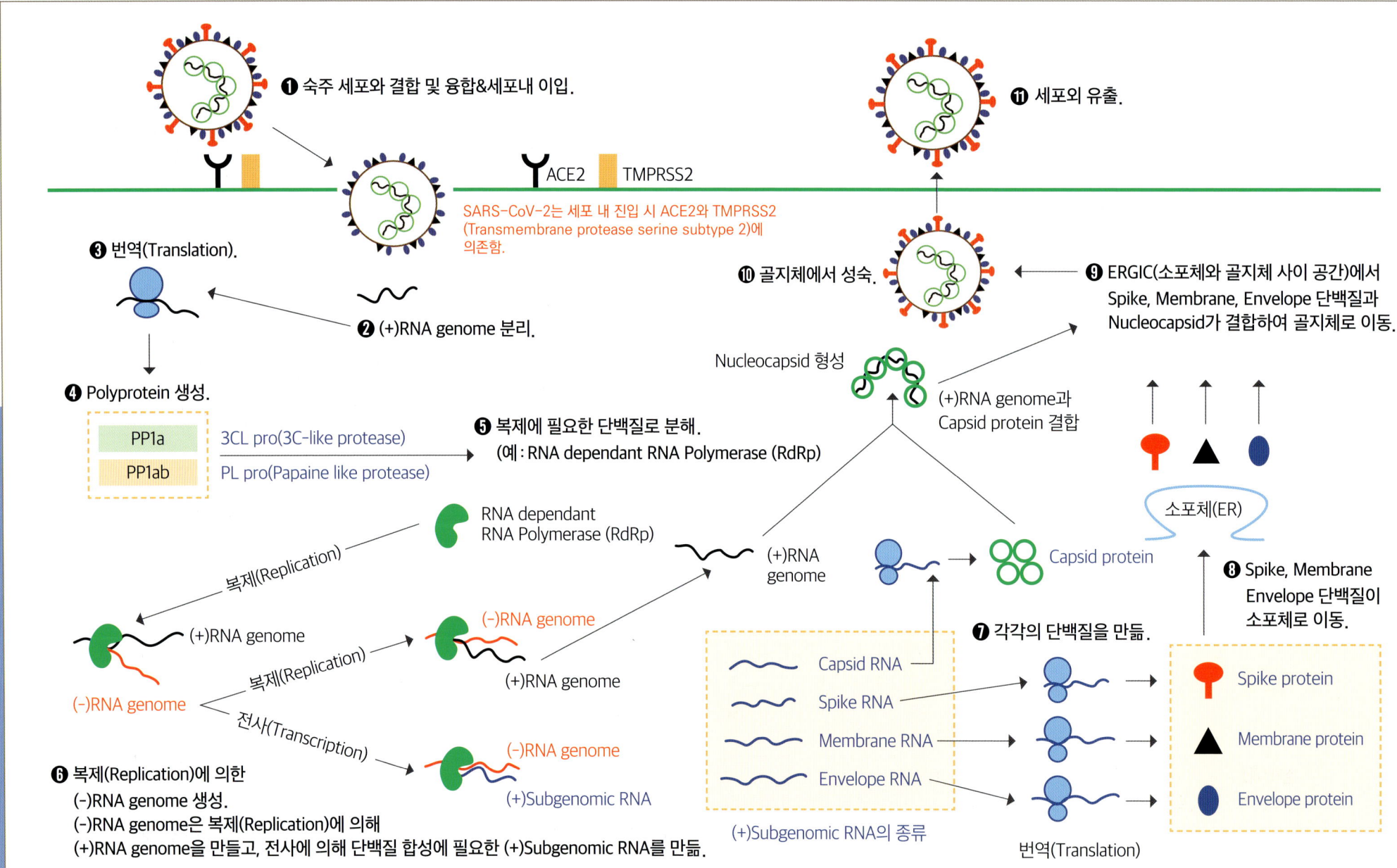

29-2 렘데시비르와 몰누피라비르 작용기전

Remdesivir 작용기전

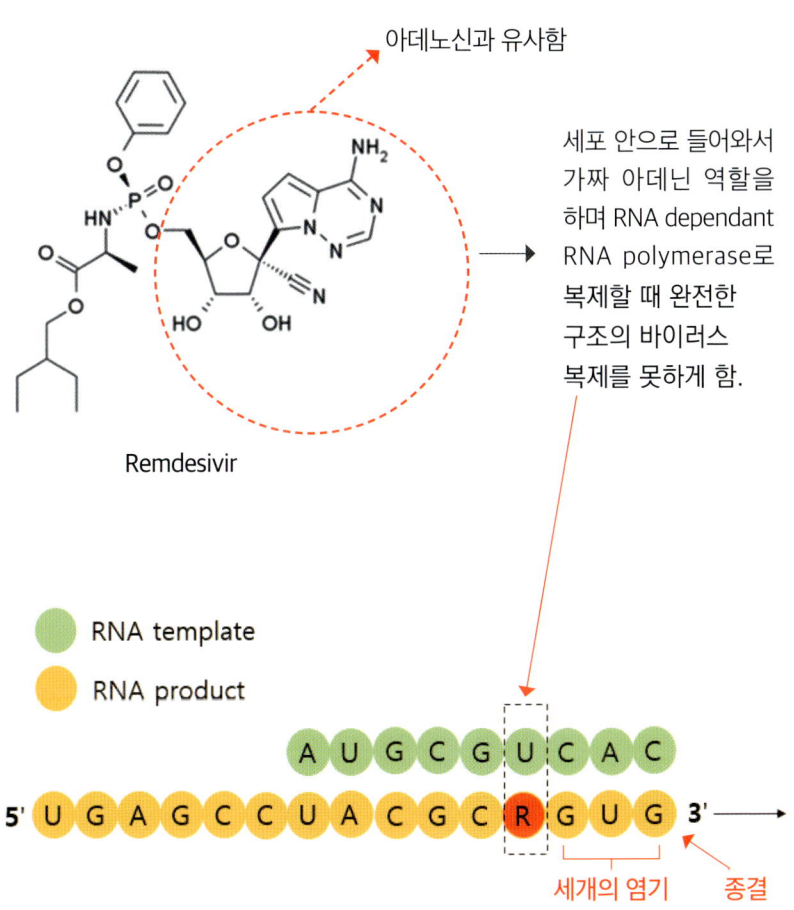

Molnupiravir 작용기전

Molnupiravir triphosphate는 구조적으로 Cytidine 5`- triphosphate와 Uridine 5`- triphosphate와 비슷하여 복제 시 이들처럼 작용하기 때문에 결국 가짜 시토신, 가짜 우라실로 작용을 한다. 그 결과, 렘데시비르와 달리 복제가 종료되지 않고, 돌연변이 복제를 유발하여, 바이러스 고유의 기능을 못하게 한다.

만일 H로 바뀌면 DNA 합성에도 영향을 주기 때문에 피임을 해야 한다. 앞으로 부작용 관찰 요함

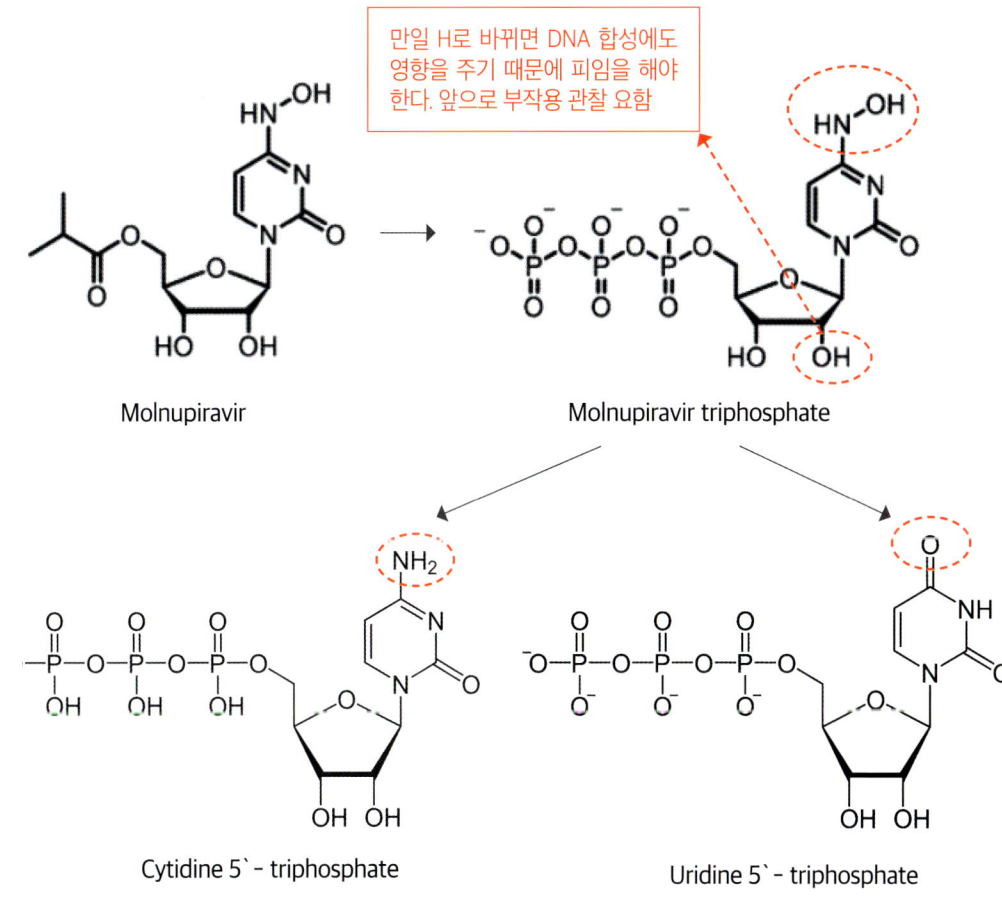

30-1 혈소판 응집 기능 및 항혈소판제의 기능

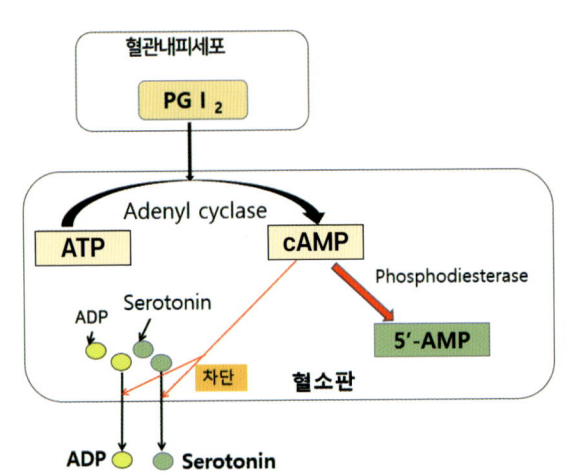
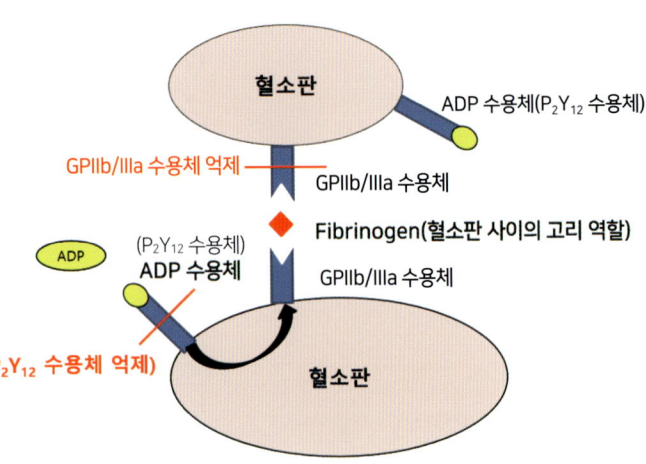
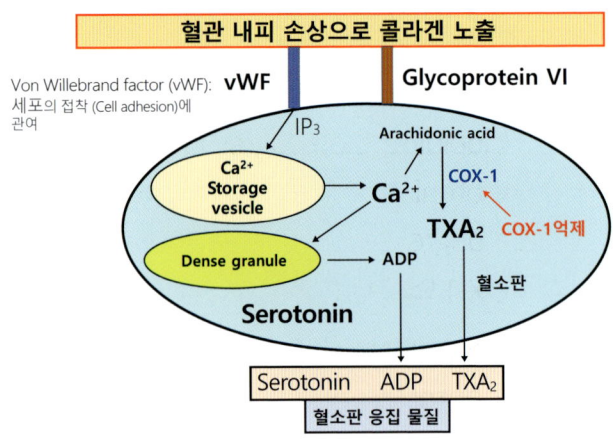

항혈소판제 기전 1:

1. Adenyl cyclase활성화로 cAMP 증가.
2. Phosphodiesterase를 억제하여도 결국 cAMP를 증가시킴.
3. 이렇게 증가된 cAMP는 혈소판 응집을 유발하는 ADP, Serotonin분비를 억제하여 항혈소판 작용을 나타냄.

항혈소판제 기전 2:

1. 혈소판 응집 기능을 가진 ADP의 수용체인 P_2Y_{12}수용체를 억제할 때.
2. Gycoprotein(GP) IIb/IIIa수용체를 억제할 때 항혈소판작용을 나타냄.

항혈소판제 기전 3:

COX-1억제를 통한 TXA2 생성 억제.

30-2 항혈소판제 약물의 종류 및 수술 전 복용 중단기간 (자료마다 다름)

항혈소판약물

1. P_2Y_{12} 수용체 길항제(P_2Y_{12} receptor antagonist) :
   Ticlopidine, Clopidogrel, Prasugrel, Ticagrelor
2. Serotonin2 수용체 길항제(5-HT 2A, 5-HT 2B receptor antagonist) :
   Sarpogrelate
3. COX-1 억제제(COX-1 inhibitor) : Aspirin, Indobufen, Triflusal
4. Gycoprotein IIb/IIIa 수용체 길항제(Gycoprotein IIb/IIIa receptor antagonist) : Abciximab, Tirofiban, Eptifibatide

기타말초 동맥 질환에 사용 약물

1. Adenyl cyclase 활성화제 : Beraprost, Limaprost
2. Phosphodiesterase-3 억제제 : Cilostazol
3. Phosphodiesterase-5 억제제 : Dipyridamole
4. 비선택적 Phosphodiesterase 억제제 : Pentoxifylline

◆ 일반적인 Antagonist와 Inhibitor의 개념
- Antagonist : 수용체의 기능을 억제하는 약물.
- Inhibitor : 효소 등을 억제하는 약물.

항혈소판제 중 수술 전 복용을 중단하는 날짜
(자료마다 다르지만 평균을 잡아봤습니다.)

1. P_2Y_{12} 수용체 길항제
   - Clopidogrel, Ticagrelor, Ticlopidine : 최소 5일 전 중단.
   - Prasugrel : 최소 7일 전.
2. Cilostazol : 최소 3일 전 중단.
3. Aspirin : 최소 7일 전 중단.
4. Sarpogrelate : 최소 1일 전 중단.
5. Beraprost, Limaprost : 최소 1일 전 중단.

◆ P_2Y_{12}수용체 억제제 비교

약물	Clopidogrel (플라빅스)	Prasugrel (에피언트)	Ticagrelor (브릴린타)
Drug class	Thienopyridin	Thienopyridin	Cyclopentyltriazopyrimidine
Prodrug	Yes	Yes	No(자체가 활성형)
작용기전	P2Y12 ADP 수용체 비가역적 차단제	P2Y12 ADP수용체 비가역적 차단제	P2Y12 ADP 수용체 가역적 차단제
작용시작	2시간~4시간	30분	30분
대사	간대사 CYP2C19	간대사 CYP3A4, CYP2B6	간대사 CYP3A4
배설	소변 50%, 대변 46%	소변 68%, 대변 27%	소변 26%, 대변 58%
반감기	6시간 이내	7시간 이내	7시간 이내
용량	75mg	5 mg, 10mg	90mg

31-1 응고 기전 및 항응고제의 종류

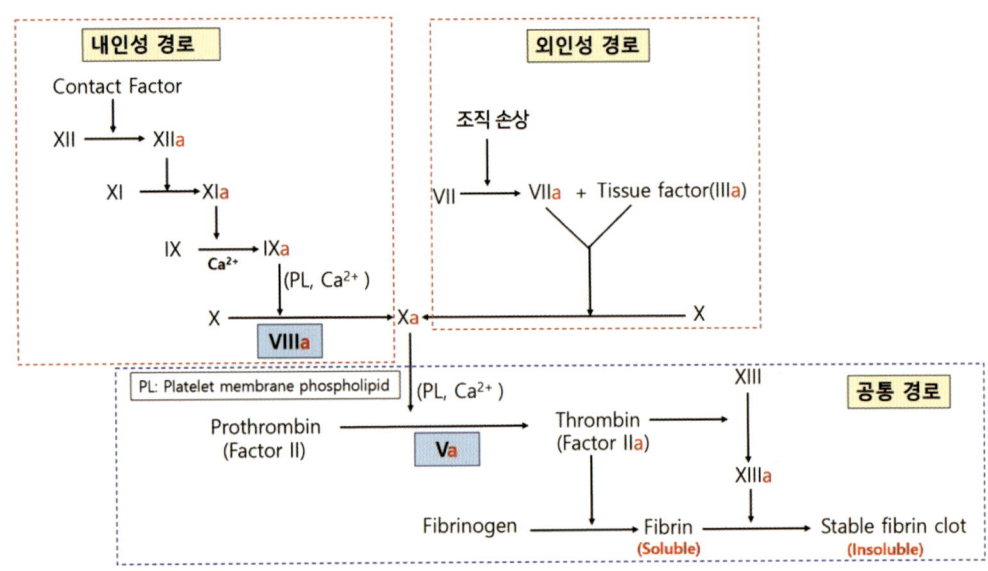

1. 비타민 K 억제제(Vitamin K inhibitors)
- Warfarin sodium(응고인자 IIa, VIIa, IXa, Xa 억제) : INR 2~3 유지시켜야 함.
- → 해독제 : Phytonadione

2. 응고인자 Xa 억제제(Factor Xa inhibitors)
1) 헤파린(Heparin)
2) 저분자량 헤파린(Low-molecular-weight heparin)
   Bemiparin, Dalteparin, Enoxaparin, Nadroparin, Parnaparin
3) 헤파리노이드 (Heparinoid: 헤파린에서 유도된 glycosaminoglycan)
- Mesoglycan, Sulfomucopolysaccharide, Sulodexide

3. 간접 응고인자 Xa 억제제(Indirect factor Xa inhibitor)
- Fondaparinux

4. 직접 트롬빈 II 억제제(주사제)
- Argatroban

5. 경구용 직접 트롬빈 II 억제제
- Dabigatran: fibrinogen이 thrombin에 결합하는 것을 저해하여 fibrin의 생성을 억제.
  해독제 : Idarucizumab(이다루시주맙)
  → dabigatran의 항응고 효과를 긴급 역전시킴.

6. 새로운 경구용 직접 응고인자 Xa 억제제(Direct factor Xa inhibitors)
- Apixaban, Edoxaban, Rivaroxaban

7. Serine protease 억제제
- Gabexate mesylate, Nafamostat mesilate

NOAC (New Oral Anticoagulants)
- Factor IIa억제 : Dabigatran
- Factor Xa억제 : Apixaban, Edoxaban, Rivaroxaban

INR: 프로트롬빈 시간(PT)의 국제적인 표준화 비율이며 정상인의 혈액응고에 관여된 프로트롬빈 시간을 1.0(즉, 0.8~1.2초)로 보고 몇 배인지를 의미함. INR이 2라면 정상인의 혈액응고 시간보다 2배 늦는다는 이야기인데 보통 항응고제 투약을 할 때 보통 INR을 2~3으로 유지함.

31-2 항응고제 중 수술 전 복용 중단기간 (자료마다 다름)

1. Warfarin : 수술 5일 전 중단. 수술 12시간 후 재투약.

2. Dabigatran

   Creatinine Clearance > 50 ml/min : 수술 2일 전 중단.

   Creatinine Clearance < 50 ml/min : 수술 5일 전 중단.

   수술 후 24시간 후 재투약(출혈 위험이 있으면 72시간 후 재투약)

3. Apixaban, Edoxaban, Rivaroxaban 수술 1일~2일 전 중단.

   (만일 만성 신질환 환자나 출혈 위험이 있으면 더 길게 잡아야 함.)

   수술 후 24시간 후 재투약(출혈 위험이 있으면 72시간 후 재투약)

4. Mesoglycan, Sulfomucopolysaccharide, Sulodexide : 수술 4일 전 중단.

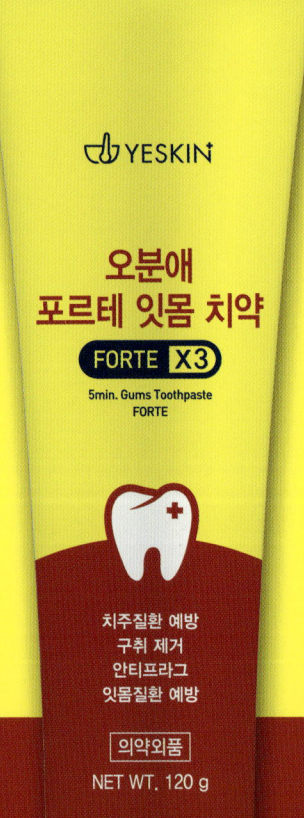

카톡으로 보내는
동영상 복약지도 서비스

임명재 약사가 개발하고 특허 등록한 '동영상 복약지도 서비스'
환자와 약사 모두에게 극대화된 만족감을 드립니다.
사용중인 청구 프로그램 - 이팜, 비즈팜, 크레소티
연동 가능하니 담당자에게 요청해 주세요.

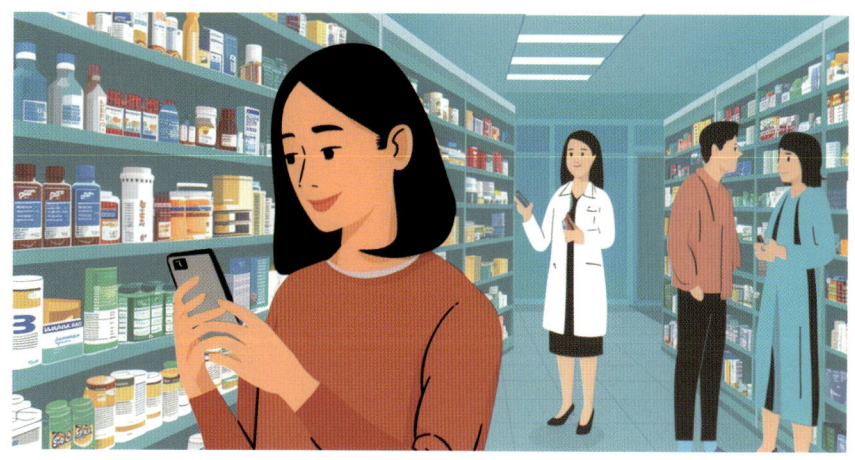

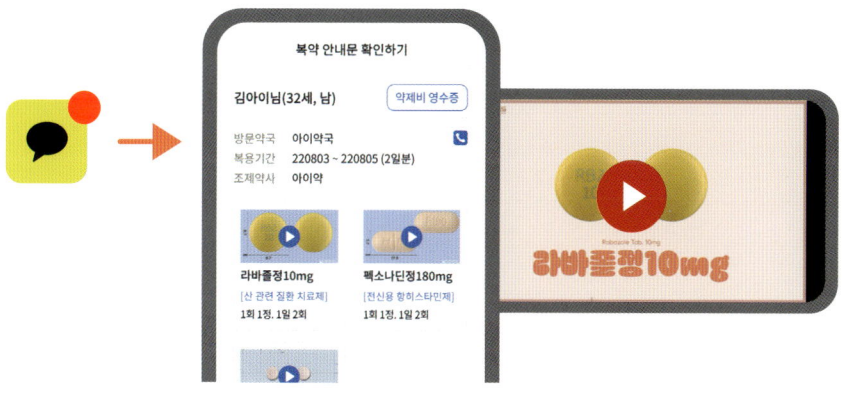

간편한 사용법을 안내드립니다.

1. 환자 처방전을 접수합니다.
2. "**고객님, 카톡으로 영상 복약지도 전송해 드릴게요. 휴대전화번호 알려주시겠어요?**"
3. 전달받은 환자 휴대전화번호를 입력하면, 환자에게 카톡으로 **영상 복약지도가 전송**됩니다.

서울 세브란스 문전약국 약사님 후기

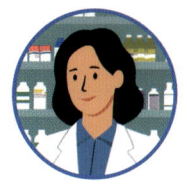

"노인 환자분들도 동영상으로 시청해서 만족도가 높고
인슐린이나 천식흡입제 설명이 잘되어서
환자도 저도 만족스럽습니다.
특히 접수할 때 전송하면 환자분들이 다들 대기하면서
동영상 시청중이라서 재촉하지 않아서 좋습니다."

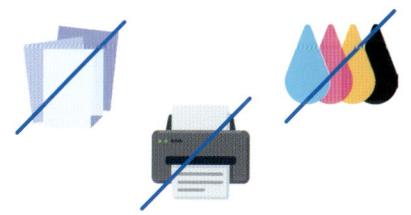

서비스 사용료 Zero,
종이, 프린트 등 운영비 절감,
인쇄 분진으로 인한
미세먼지까지 절감해 보세요!

담당자 : 임명재 약사
문의 : sunbi21@hanmail.net

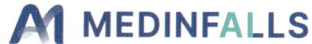

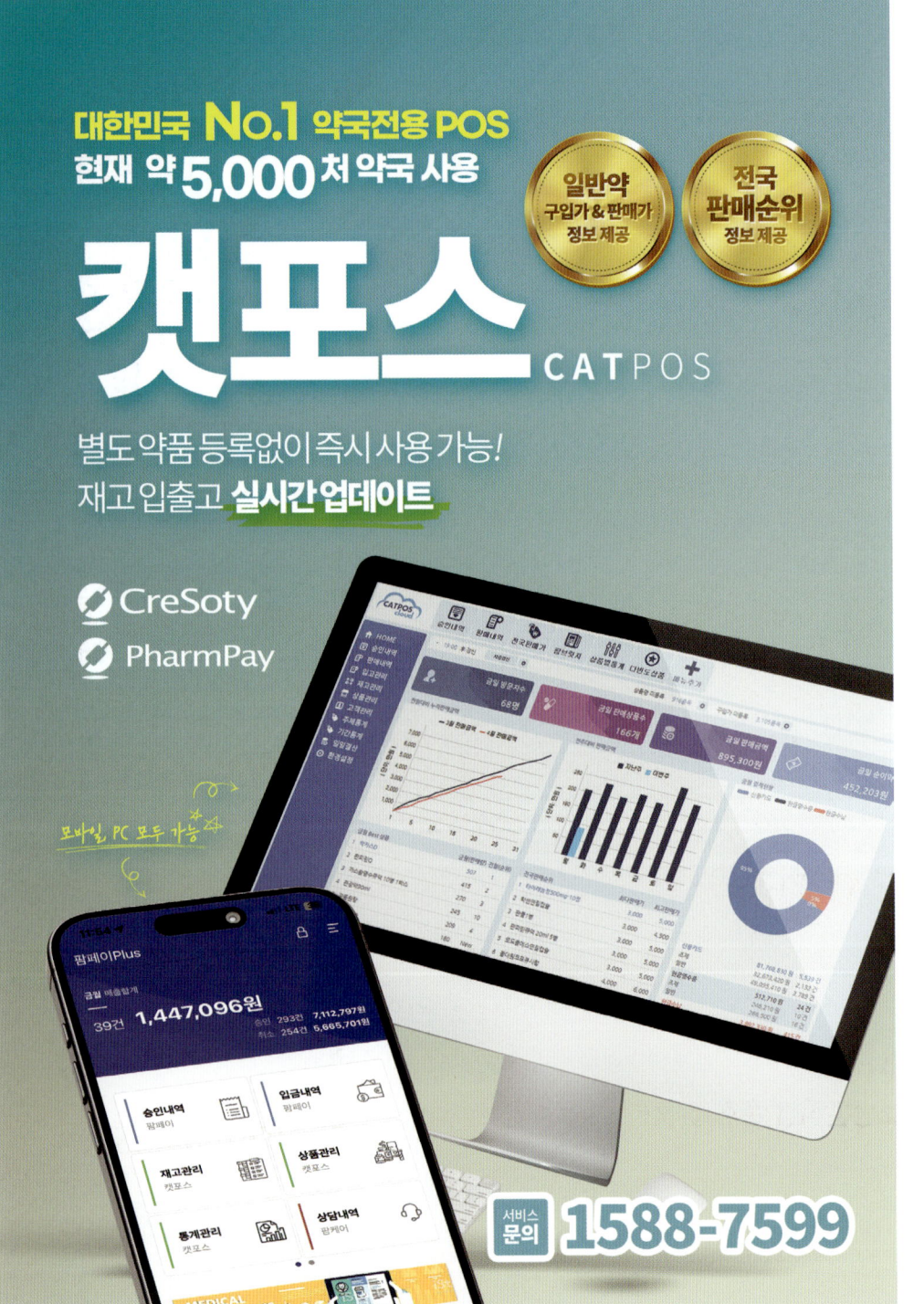

Professional Occupation을 위한 효과적인 저축, 절세(상속/증여), 은퇴플랜 제공

1. 금융시장 변동성에 대비한 자산을 늘리면서 지키는 전략
☞ 금리상승에 따른 효과적인 안전자산 확보방안

2. 비과세 상품을 통한 평생 절세 전략
☞ 이자소득세 절세방안 : 15.4% --> 0%(제로화 전략)

3. 최적의 은퇴플랜 제공
☞ 안정성+수익성을 기본으로 한 은퇴플랜

4. 효율적인 자산의 대물림(증여) 저축플랜 제공
☞ 2세대까지 활용가능한 신개념의 자산 증여플랜

5. 약사님들을 위한 재무설계 서비스 제공
☞ 46개 금융사 상품을 비교분석한 재테크 플랜, 보장분석을 통한 맞춤형 보장 플랜

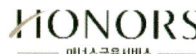

월간 의약정보 DI⁺

국내 유일의 의·약사 대상 전문학술잡지
문화관광부 선정 우수잡지 5회 선정

- 1975년 7월에 창간한 국내 유일의 의·약사 대상 전문학술잡지
- 글로벌 헬스케어 생태계변화를 예측하고 프리시전 헬스의 주요 골자인 ▲ 사전예방 및 위험요인 ▲ 일상생활가이드 ▲ 건강기능식품 ▲ 보완대체의학요법 등의 신규 콘텐츠를 순차적으로 보강
- 판형 : 4×6배판 ▲ 쪽수 : 155P
- 월구독료 : 9,000원 / 년간 99,000원 (사은품-매년 약제급여상한금액표 및 파마시다이어리 증정)
- 구독문의 : T. 02-3270-0114 / www.yakup.com

- 편집 자문위원
  - 김영조 (김영조 심혈을 기울이는 내과 원장)
  - 백정흠 (가천길병원 교수)
  - 선우성 (서울아산병원 교수)
  - 유봉규 (가천대약학대학 교수)
  - 최동훈 (세브란스용인병원 병원장)

- 기획특집
  - 진단과 치료
  - 인터뷰
  - 약품정보
  - 부작용사례와 대처법
  - 임상현장 핫이슈

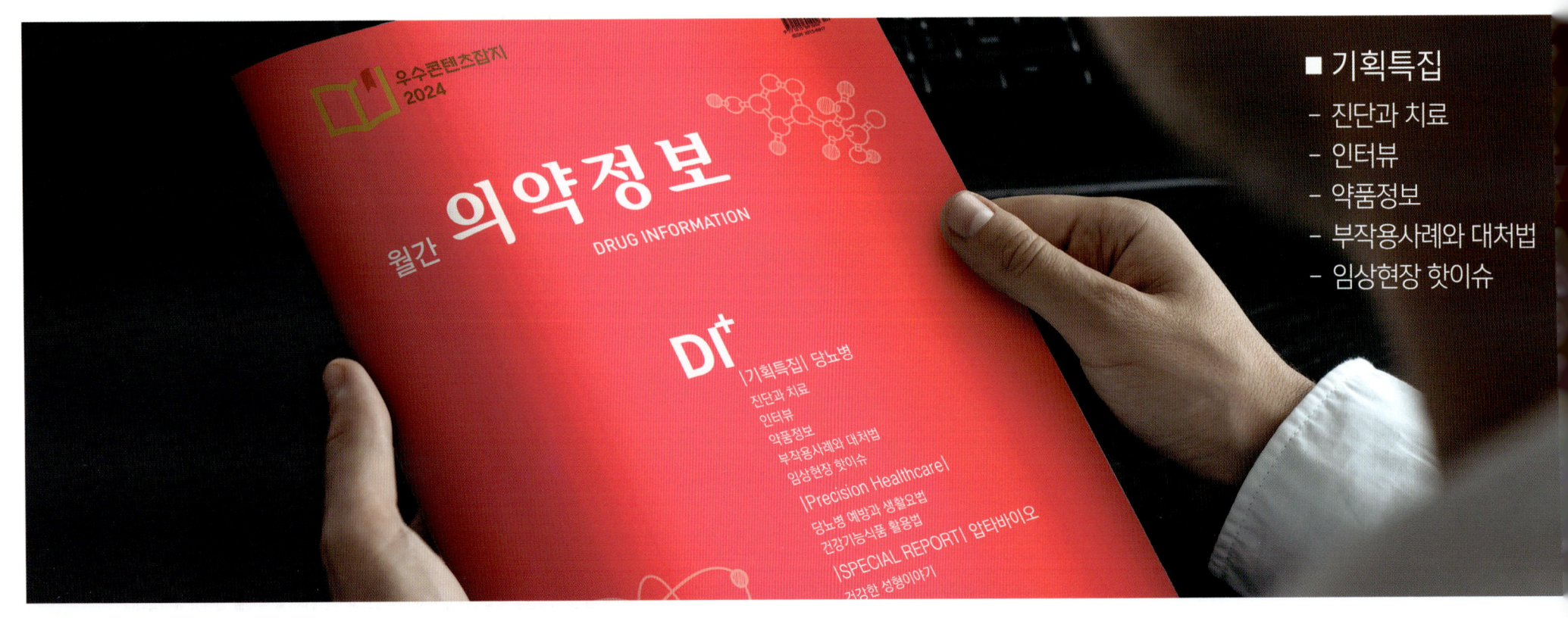

복약 상담을 위한
다빈도 약국 약물 가이드

저　　자 : 김명철 약학박사

초판 1쇄 : 2024. 05. 31
재판 2쇄 : 2024. 06. 10
재판 3쇄 : 2024. 06. 20

총괄기획 : 이명숙
발 행 인 : 함태원
발 행 처 : 약업신문사 / MMG(메디컬매니지먼트그룹)

광　　고 : 최영재
디 자 인 : 디자인삼진
인　　쇄 : 약업신문(Y.S.P)

대표전화 : 02-3270-0114
팩　　스 : 02-3270-0189
이 메 일 : news@yakup.com
출판등록번호 : 서초라 11823

ISBN : 978-89-7145-097-0

※ 판권 및 저작권은 약업신문과 저자한테 있으며 무단전제 및 복제를 엄격히 규제합니다.

The new IONIQ 5

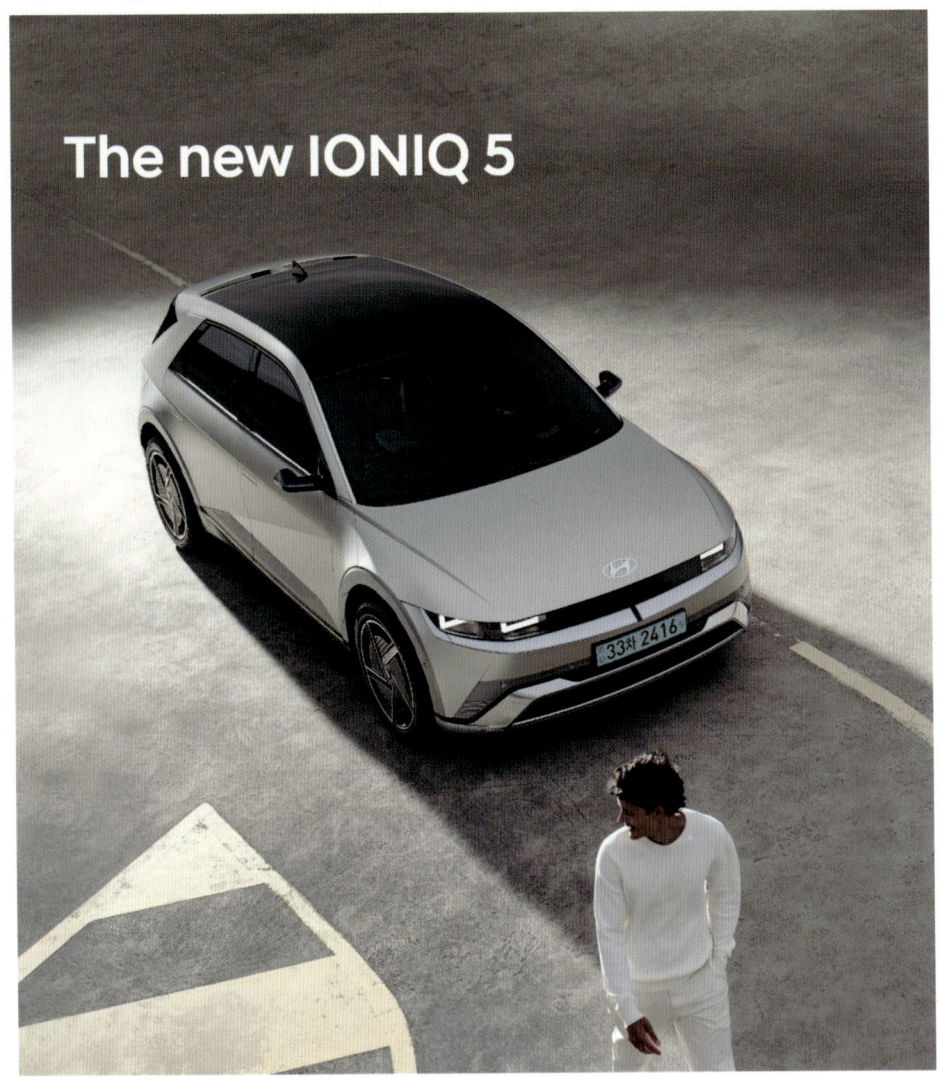

**살 때부터 팔 때까지 케어받는
현대자동차 EV 에브리(EVery)케어 3가지 혜택을 만나보세요**

1. 2년치 충전비(최대 160만 충전 크레딧)
2. 큰 사고 시 신차 교환
3. 중고차 가격 보장

*EV 에브리케어 확인하기

■ 현대자동차 친절 상담의 중심 '충북지역본부' 구매 상담

청주지점 :	043-252-3911	진천지점 :	043-533-5238
청주남부지점 :	043-285-2111	옥천영동지점 :	043-732-2166
청주서부지점 :	043-266-4322	충주지점 :	043-843-3383
청주북부지점 :	043-222-0791	제천지점 :	043-643-5131
오창지점 :	043-212-5401	금왕지점 :	043-883-2000

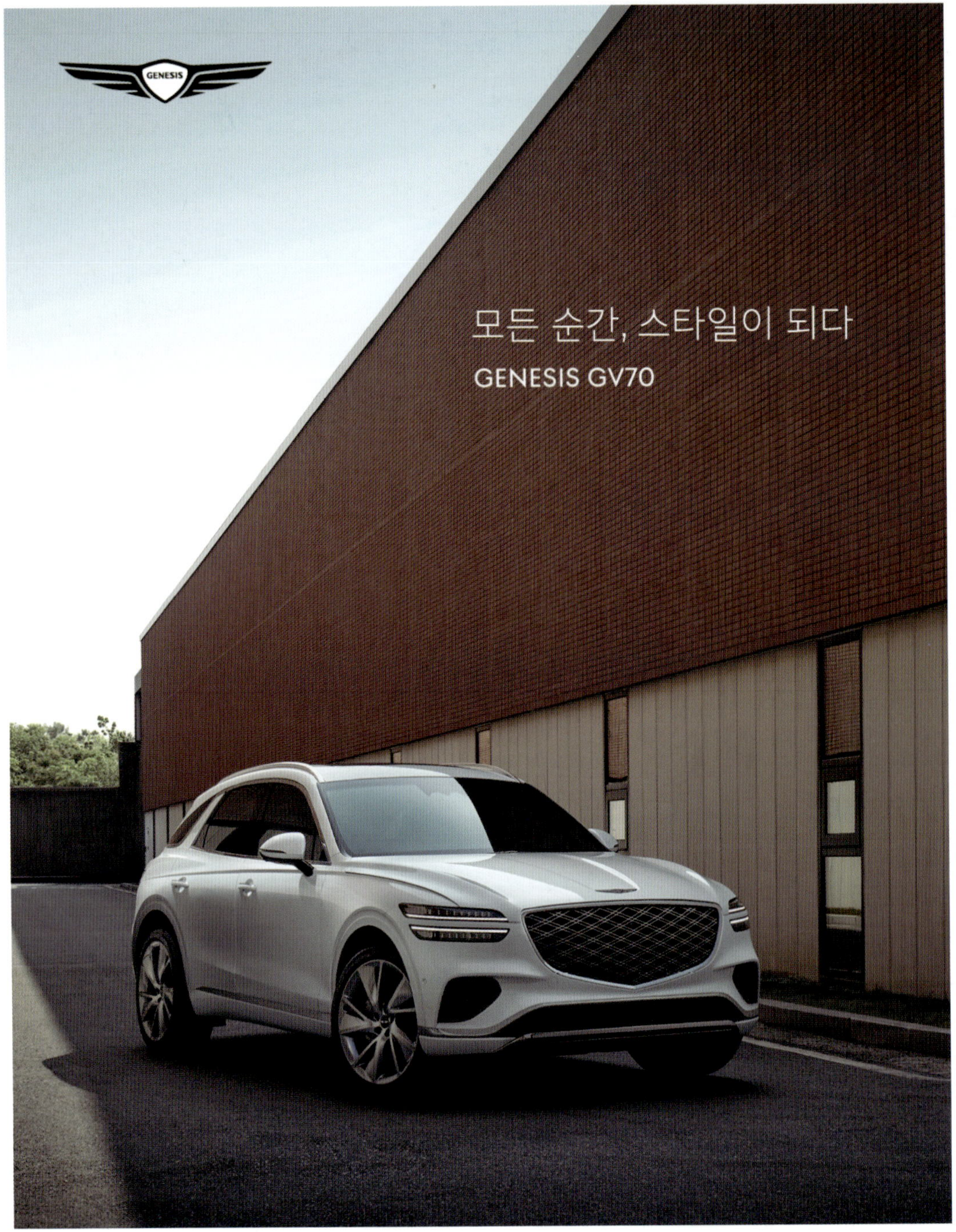

모든 순간, 스타일이 되다

GENESIS GV70